除不盡的愛：台灣雨人與特教媽媽的六堂課

陳淑芬◎著

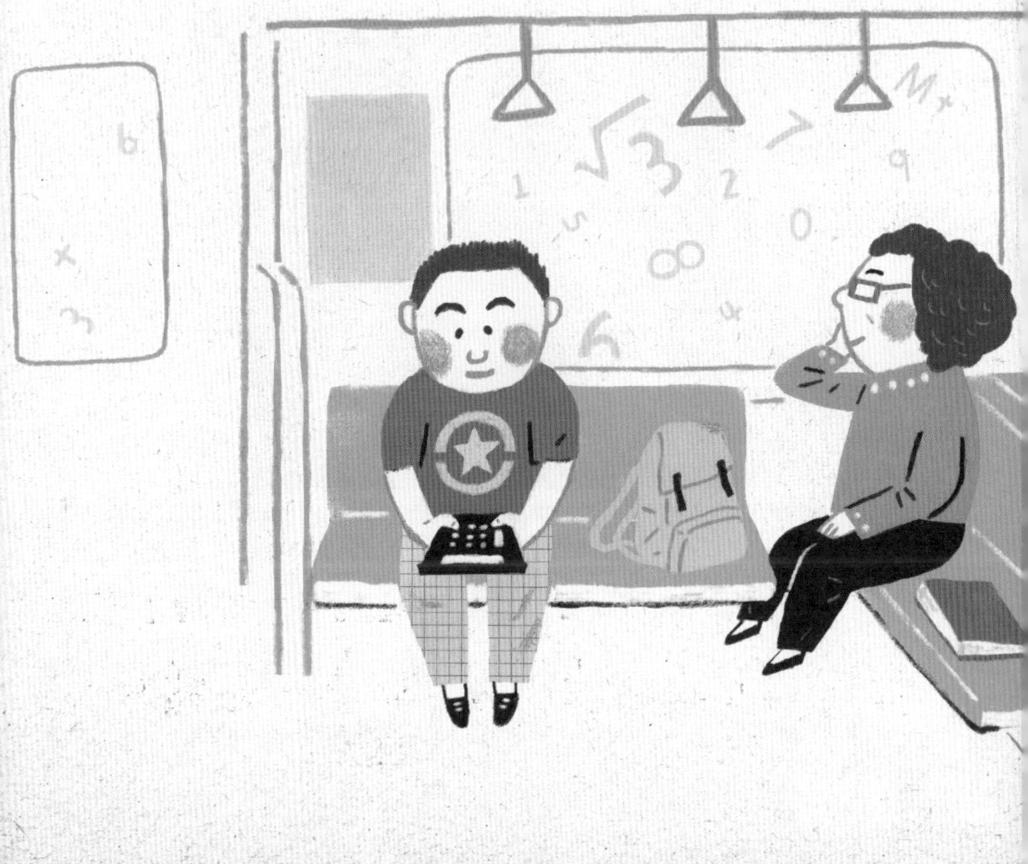

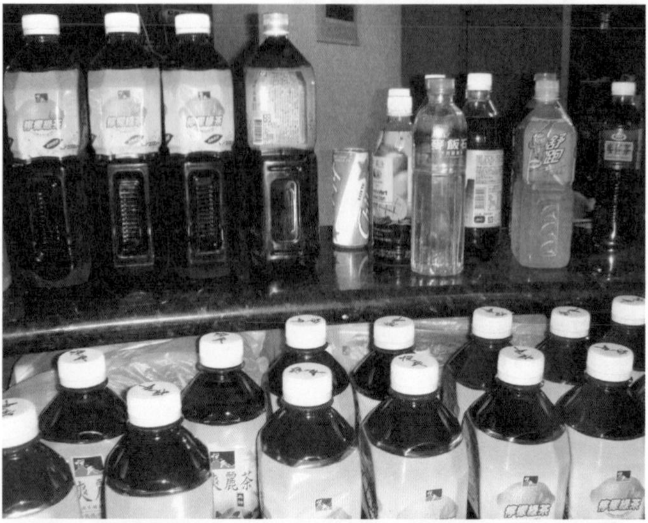

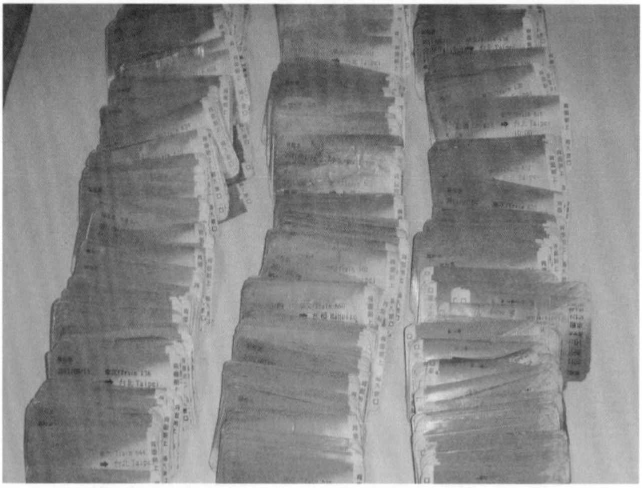

▲ 堆滿家中吧台的大瓶飲料　　▼ 獨自搭乘高鐵自由行的輝煌紀錄

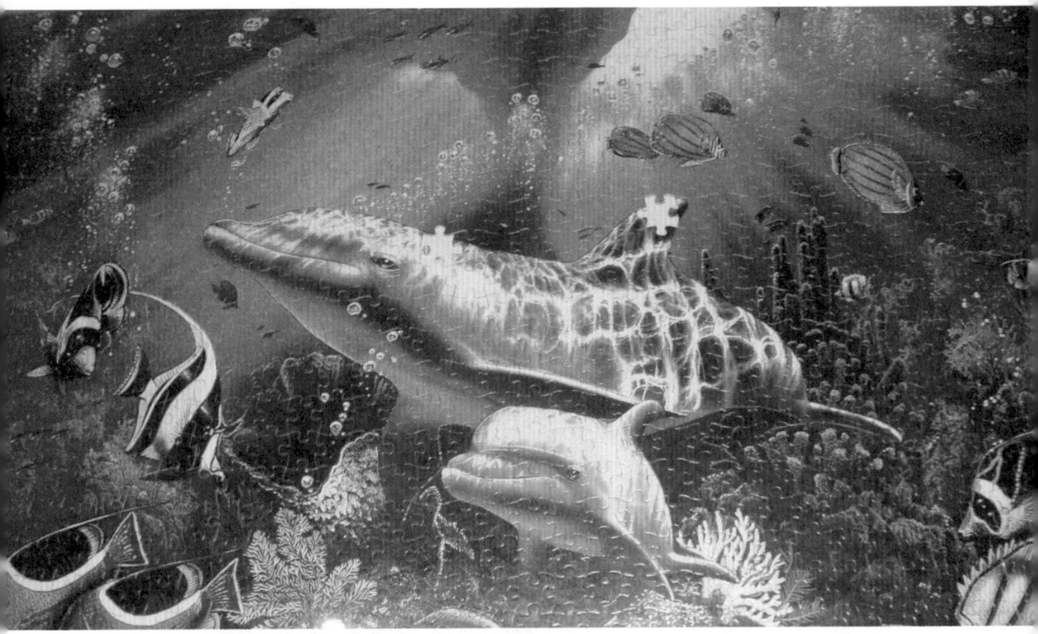

敦捷迷上一千片拼圖的時候，一、兩天就能完成一幅

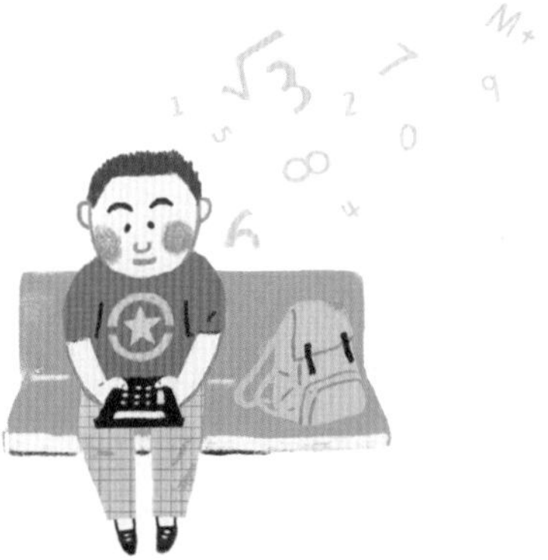

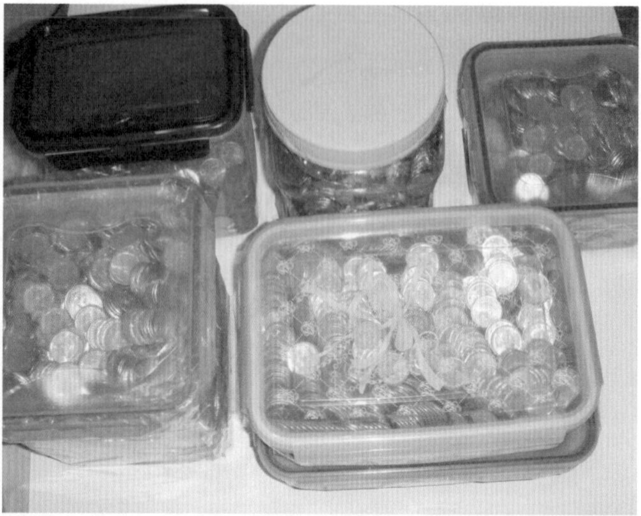

▲ 敦捷特別喜歡收集亮晶晶的一元硬幣，硬幣舊了就會拿去兌換新的
▼ 收集了滿滿的番茄醬，無論吃什麼都要沾一點

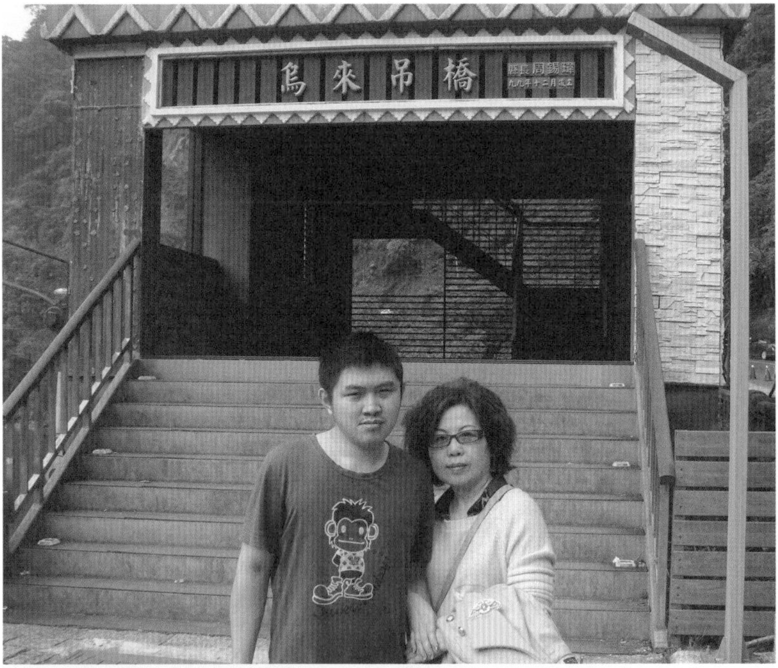

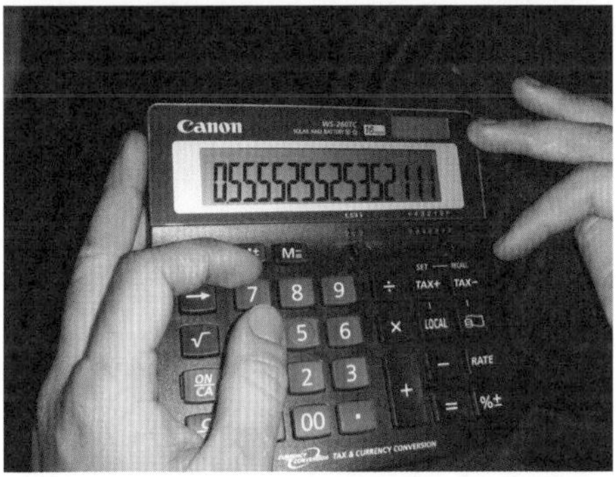

▲ 母子一起旅行是最珍貴的回憶
▼ 附上開根號功能的計算機是敦捷的最愛

除不盡的愛：台灣雨人與特教媽媽的六堂課

目次

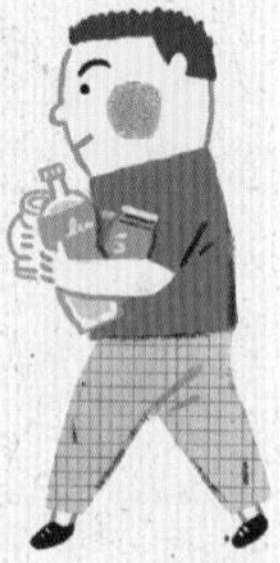

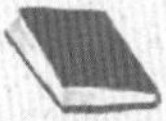

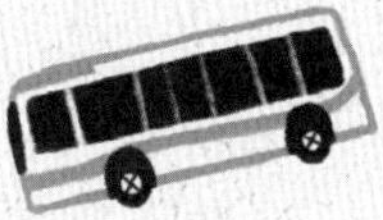

第3課 「開根號」的孤獨星球

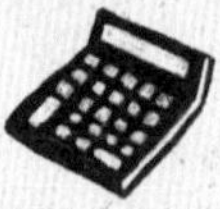

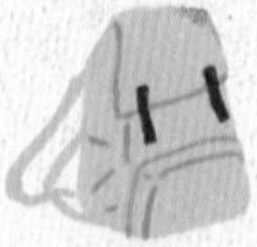

第4課 一個人去旅行

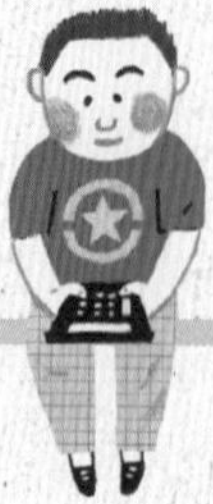

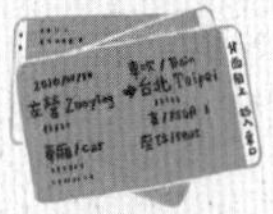

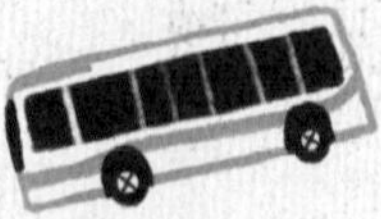

2005 45歲
考取台北市立教育大學博士班研讀教育學系心理輔導組

2006 16歲
就讀林口啟智學校

2007 17歲
初次自己搭乘火車前往斗六

擔任前教育部長曾志朗指導之研究生論文《以量相符效應探索一個自閉症學者症候群患者的數字數量表徵》研究對象

2008 18歲
初次自己搭乘高鐵

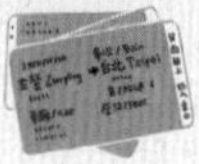

2009 19歲
進入自閉症星兒工坊受訓

2010 20歲
考上大學

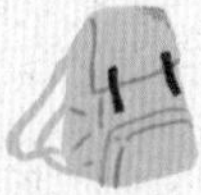

2011 21歲
選擇休學，開始當「背包客」四處雲遊

2013 23歲
八月受洗為基督徒

2013 53歲
六月受洗為基督徒

2014 24歲
5月28日：北捷烏龍事件爆發

2014 54歲
四月獲選新北市一〇三年模範母親

從博士班畢業

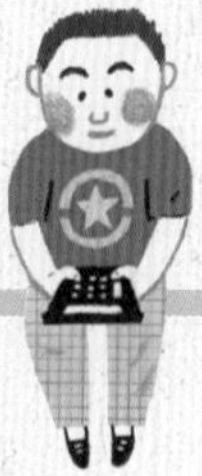

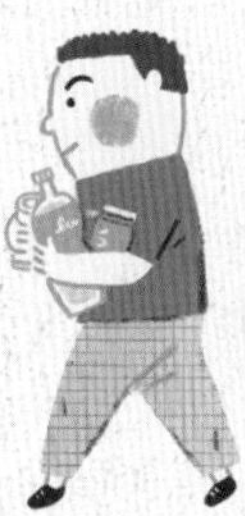

台灣兩人生命大事紀

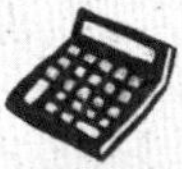

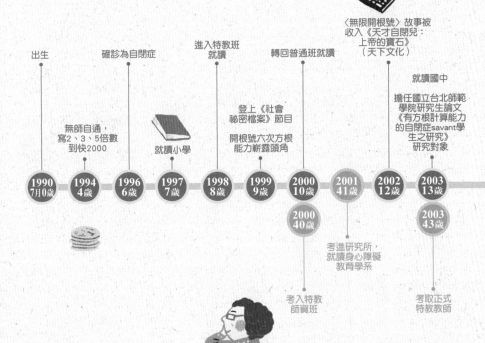

- 1990 7月0歲：出生
- 1994 4歲：無師自通，寫2、3、5倍數到快2000
- 1996 6歲：確診為自閉症
- 1997 7歲：就讀小學
- 1998 8歲：進入特教班就讀
- 1999 9歲：登上《社會祕密檔案》節目；開根號六次方根能力嶄露頭角
- 2000 10歲：轉回普通班就讀
- 2000 40歲：考入特教師資班
- 2001 41歲：考進研究所，就讀身心障礙教育學系
- 2002 12歲：〈無限開根號〉故事被收入《天才自閉兒：上帝的寶石》（天下文化）
- 2003 13歲：就讀國中；擔任國立台北師範學院研究生論文《有方根計算能力的自閉症savant學生之研究》研究對象
- 2003 43歲：考取正式特教教師

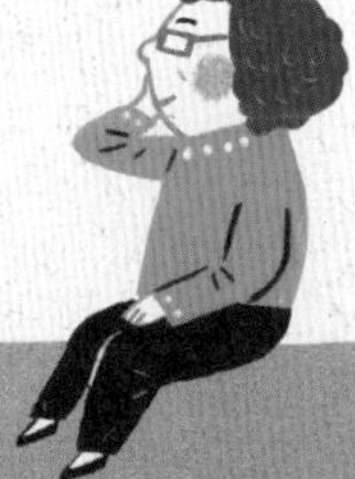

推薦序　理解自閉症

自閉症患者有幾個明顯的特徵。主要有三：社會互動困難、語言發展遲滯、行為偏異。在社會互動方面：缺乏眼神接觸、不會結交朋友、無法與他人聊天、扮裝遊戲與想像遊戲有困難、相互注意能力不足；在語言方面：啞音、迴複音、錯用代名詞、暗喻語言、無意義語言等。而偏異行為則指固持行為、自我刺激行為、自傷行為、偏食、生活自理能力困難、睡眠異常，且部分自閉症者有過動或攻擊暴力行為等。形成的原因可能來自於遺傳、染色體異常、神經系統異常、腦傷、黃膽過高、基因排列順序錯置等。

幼兒自閉症者出生，首先受到衝擊的是父母無法接受事實，經歷絕望、沮喪、接受、積極尋求協助等歷程，心理的衝擊才能逐漸調適。而其手足心理所承受的壓力也如同父母，需協助照顧，否則易感到沮喪、無助。父母也常因為缺乏教養自閉症幼兒的經驗，延誤早療的黃金時期，不斷的使用負增強、懲罰的結果，使成年的自閉症者性格畏縮、肌肉緊繃、行為退回，嚴重者發展成反向行為，不斷出現嚴重的攻擊暴力行為。自閉症者成長過程中，教育問題同樣困擾教師、父母、以及周遭的人。如何增進教師的專業素養，以及對父母實施親職教育，都是特殊教育工作者必須面對的問題。成年後的自閉症者職業安置，終生安養的問題均須及早綢繆，值得欣慰的是，近年來自閉症者就業成功的職種有一百零八種，在職業教育上，自閉症者的就業已漸露出曙光。

《除不盡的愛》是本書作者敘說她曾經歷過的事件。每一則過往都充滿智慧，告訴自己應如何跳過深壑，而不至於遍體鱗傷。從第一課「雨人到我家」，到最後一課「永不放棄希望」，每一課皆在敘述一位自閉症者的母親，從絕望到樂觀地正視人存在的價值，不能夠說是雨過天晴，雲淡風輕，但是讀完此書，我們能看到一位堅強的母親，每天都勇敢面對挑戰，一路至今。

陳淑芬女士是台北市立大學博士，也是自閉症患者的家長。為了教養孩子，毅然決然放棄經商，改行學習特殊教育，這種犧牲著實另人感動。本著作以敘說的方式，從她的自閉症兒子幼年開始，敘述一些不為人知的故事。筆端不但富於情感，教養過程的心酸血淚，更叫人為之動容。更重要的是，她的心路歷程，足供其他家長借鏡，以及特殊教育工作者學習，特別寫序，鼓勵她繼續奮鬥、成長。

王大延／明道大學前副校長，自閉症研究學者

推薦序　他不是白痴，他是星兒！

當我答應為這本書寫序，先睹為快時，我真高興自己做了個正確的決定。

當初認識淑芬老師，是因為「捷運烏龍事件」發生的第三天，我們同時應邀上電視談自閉症。她是見證人（自閉兒的媽媽），我的身分則是親子教育專家。彼此認識之後，我看到一位既熱忱又專業的媽媽，也佩服她因為兒子而讀到特殊教育的博士學位。

直到今天我有機會讀完《除不盡的愛——台灣雨人與特教媽媽的六堂課》，才明白自己有多幸運，能夠先在字裡行間見識到一位永不放棄的媽媽，如何在跌跌撞撞的過程中，扶持著兒子走出困境，爬出井口……

我閉上眼睛，回想自己教育兩個兒子的過程，其中也有許多衝突對立、一籌莫展的困頓。我一直承認自己是個失敗的媽媽，很多時候，我受到的教訓多了，才回頭做一個懂得成長的媽媽；欲哭無淚了，才重新回頭改善親子關係。

如今，看到淑芬老師帶領自閉症兒子敦捷一路披荊斬棘的心路歷程，我敬佩極了。如果說我在育兒階段有過「十分」的挑戰，那淑芬老師的壓力應該是「千萬倍」於我之上。

尤其，我讀到淑芬老師告訴老公，再一、兩年，她準備帶著兒子到美國做學術論文發表，為兒子找到可發揮優異數學能力的機會，老公回答她，那是天方夜譚，才只有千萬分之一的機率而已。

「只要不是零，我都拚了。」淑芬老師如此回覆她老公，不知道為什麼，看到這句話，我的淚水就奪眶而出了。

想當初，敦捷小時候，曾經把沐浴乳和洗髮精倒了滿地，讓淑芬老師差點滑倒，一氣之下，這個做媽媽的竟然用雙手把敦捷的頭壓進浴缸滿滿的水裡……

想當初，家人和淑芬老師一時不能接受敦捷是自閉兒而關係緊張，她又是如何一路咬緊牙根，從一個從事進出口貿易的上班族……

四十歲考上特教師資班。

四十一歲考上身心障礙教育學研究所。

拿到碩士學位後，隔年又考上教育學系心理輔導組博士班……

如今，多年來的學習和成長，讓淑芬老師從一個手足無措的媽媽，變成了學有專精，又超有愛心耐心的特教博士。

她也從當初暗夜垂淚、氣憤難平的家長，成為「舍我其誰」的專業分享者。她把敦捷教成一個可以四處搭車探險的背包客，當敦捷對「絲襪」好奇、對飲料愛不釋手、偷竊計算機、被學生家長排斥、被鄰居夫妻控訴，到深夜接到偏遠鄉鎮的警察電話說：「妳的兒子……」等難以啟齒的糾紛，她也能堅強面對。

現在的淑芬老師能坦然說：「我的心臟已經被他訓練得越來越強了」、「我不怕向人解釋兒子的行為，這正是讓更多人了解自閉症的好機會」。

這麼正向的思維模式、這麼勇敢的挺身而出、這麼豁達的勇往直前，若不是身為一個媽媽，渴望「孩子平安快樂就好」的信念，若不是失控傷害孩子後，「對不起，如果媽媽都不愛你，誰來愛你呢？」的自我省思，淑芬老師的家庭故事絕對無法這麼深刻地打動我的心。

感謝淑芬老師在這本書中，讓我更懂得自閉症是受到「生理因素」的影響，讓我更注意社會資源應如何更落實到特殊家庭的需求，也讓我更珍惜和家人的相處。

透過這本書，我也見識到一個永不放棄的博士媽媽，我相信並祝福敦捷的數理天賦，一定還能遇到更大的機會得到發揮。

祝福淑芬老師一家人！也祝福大家，相信你看完這本書，你對「星兒」會有更多理解，也更樂意多關心和參與特殊教育的提昇。

吳娟瑜／公視「爸媽囧很大」顧問專家・親子教育專家

推薦序　如果你瞭解他，就不需要我了

「自閉症是不是一輩子都不會好？」

身為醫師，這是我很常聽到的問題，大概也是門診間最難回答的問題之一。每個專業人員回答起來都不太一樣，不過我最常直接回答的是：「當然不是！」講得雖然輕鬆，不過看看這本書分量不小，就能知道，即使自閉症並非一輩子都完全無法改善，也不是三言兩語可以解決的小問題吧！

讀著書稿，腦中浮現的是記憶中一幕幕敦捷母子的影像：孩子開始接受評估診斷、安排治療、拿著計算機表演心算平方根立方根、媽媽轉換工作跑道、考上大學，還特地來門診告訴我……。書中不少段落，我都親臨現場，但是更多的經歷、遭遇卻是我從未知悉的，更不要說是這些事件背後的眾多情境，心思感懷了。就算講話又急又快的敦捷媽媽，總是在我與他們母子接觸時、在每次門診的會談中拚命報告，我所知的恐怕不到全書的百分之一。

如我一個對敦捷的生活所知如此少的旁觀者，憑什麼給孩子診斷、鑑定他為特殊或殘障、給他們臨床上的建議？憑什麼宣判他們的自閉症一輩子都不會好？

自閉症跟其他的病症不太一樣：雖然有一些共同的症狀，足以形成一組特定的組合，得到一個診斷；然而每位患者的表現又常常完全不同。當我聆聽、觀察著他們的描述（像我在門診中面對一個個的個案時）時，我幾乎不會覺得他們屬於同一個診斷。明明是用來診斷的臨床特徵，例如固定性行為、各式各樣的固著習慣，但回頭一想，又覺得周圍很多「正常」人不也都有各種癖好嗎？孩子在變換情境時得到的各種回饋更是令人摸不著頭緒：一路早期療育，努力克服障礙，踏進新的學習環境時，竟然被人質疑「他真的是自閉症嗎？」

這本書不是教科書，會鉅細靡遺告訴你什麼是自閉症，也不是治療手冊，教你怎麼讓自閉症孩子考上大學。簡而言之，這本書不會給你任何確切的答案，這本書要告訴你的是關於自閉症、一輩子（孩子和媽媽各一半）的故事。

如果你嫌它厚重，那代表你真的看懂這本書了。它講的不是在門診三言兩語就可以診斷治療的疾病症狀，而是母子兩人活生生、一天一天互相陪伴度過的日子，沒辦法化繁為簡，易讀好懂，日子就是真的這麼瑣碎雜亂，而且在你閱讀本書的當下，他們也還在繼續努力，手牽手往前走著。

蔡文哲／台大醫院兒童心理衛生中心主治醫師

前言：北捷事件之後

相信社會大眾應該對於今年五月二十八日發生的「捷運烏龍事件」記憶猶新吧！一位自閉症患者在捷運車廂內玩計算機，無意間碰觸旁邊一名乘客，引發這位乘客恐慌，車廂陷入混亂，有人趕緊去拿滅火器自衛、有人按鈴求救驚呼「又砍人了」，導致乘客往其他車廂逃竄。這些乘客之所以有這些反應，是因為前一週的板南線上，曾發生駭人聽聞的鄭捷砍人事件，導致捷運乘客杯弓蛇影，個個有如驚弓之鳥，許多乘客的信心與安全感頓時崩潰。據聞許多人討論，這兩個事件有許多相似巧合：雖然不在同一天，但幾乎在同一時段發生、鄭捷身穿紅色，而自閉症患者張敦捷穿桃紅色上衣、兩人名字都有一個「捷」字。雖然有這些巧合，也同樣造成人心惶惶，但截然不同的是：後者是一位自閉症患者。因為他的溝通障礙和人際相處困難，才引發了乘客的誤解。因此媒體使用「捷運烏龍事件」當做主題報導，也正是因為這樁令人啼笑皆非的烏龍事件，陰錯陽差地成為更多人看到自閉症者特質的契機。

這件事令身為主角母親的我極度震撼，同時也帶來無限的驚喜。為了兒子轉讀特殊教育，我於二〇一四年夏天完成的博士論文題目為《永不放棄希望：一位自閉症者母親之生命故事》，其中一項研究目的即是「希望社會大眾認識自閉症者」。就在完成論文前兩個月，捷運發生的烏龍事件，對我來說不啻為一個苦澀的奇蹟。藉著北捷烏龍事件，自閉症成為社會大眾關注的議題，也帶來極大的迴響，延續許多媒體持續報導的熱潮，是我在著手撰寫論文時始料未及的。

事件當天，敦捷被帶回警局時，他完全不知道發生了什麼事情，手上依舊拿著他心愛的計算機。我接到警察通知，匆忙趕到警局，以為只是像往常敦捷在外迷路一樣要接他回家，卻在警局門口看到一輛輛媒體採訪車，我還猜想最近又發生什麼大事，沒想到聽警員說明來龍去脈，才知道自己的兒子竟是事件主角。我向警員解釋，自閉症患者溝通困難，無法適時表達歉意，才會造成誤解。本來覺得這不是一件光彩的事情，想請警員護送我們出去，警員卻告訴我，已有多家採訪媒體聚集在門口等著採訪。分局長認為我既然是特教教師，應該大方出面說清楚講明白，以免媒體誤解而報導錯誤。突然間，我想到最初撰寫論文的目的之一，不就是希望社會大眾對自閉症者多一份認識與瞭解嗎？因此我當機立斷，決定勇敢站出來為兒子和自閉症者發聲。

我向媒體表示，自閉症者的特質是溝通障礙、人際互動困難，還有一些執著的固定行為。我想之所以造成誤解，是因為他表達困難，不能立即向被碰觸的當事人道歉，但真正原因也是前一週的捷運砍人事件餘波蕩漾，導致民眾恐慌所致。隔天媒體一窩蜂跑到學校繼續採訪我，原來他們對敦捷產生了興趣，想繼續追蹤敦捷的優勢能力。

記者從我的敘述得知，敦捷在四、五歲就能寫出二、三和五的倍數到兩千多、小學三年級能開六次方根、寫出六位數的質數，更引發了他們的好奇心。雖然大多數的自閉症者出門須有大人陪伴，但由於敦捷從小出類拔萃的數字能力以及優異的空間概念，有人形容他宛如超級GPS和人體計算機，加上他喜愛自由，且能正確使用金錢買東西、搭乘大眾交通工具、看懂列車時刻表等特質，經過多年的陪伴與確認，我才能安心讓他獨自一人到處旅遊。

當我勇敢出來面對媒體，驚喜地發現所有的媒體針對此事都採正向報導，網路新聞下方留言區的讀者也熱烈討論，驚嘆敦捷的數學才能，並且肯定我的勇氣與智慧。我也接到自閉症總會理事長的電話，在電話中感謝我發聲為許多自閉症者家長解圍，我才知道原來某談話性節目中，有位心理諮商師以為鄭捷是一位亞斯伯格症患者，害得許多家長人心惶惶。這次事件除了引起平面媒體、電視新聞報導、網路新聞之外，還有許多節目專門邀請我與敦捷受訪，我也盡己所能，向大眾介紹自閉症者的行為特質，希望「瞭解」能夠取代「誤解」。

然而，要引導社會大眾認識自閉症者，畢竟不是短短幾個月時間就一蹴可幾的，我也想呼籲家有特殊孩子的家長，我們有特殊孩子，不是件羞愧的事。每個孩子都是上帝賜給我們的寶貴資產，每個人都是獨特的，唯有家長自己先學習坦然接受、先愛自己的孩子，別人才能愛我們的孩子。

提筆寫下本書，和編輯部一起決定的書名《除不盡的愛》，道盡母親對於孩子無止盡的愛，愛是永不止息，就算孩子身有缺陷，仍然是母親的心頭肉、是母親永遠的心肝寶貝，也是母親甜蜜的負擔。這份永不止息的愛，是即使精密如敦捷手中時常把玩的計算機，也無法計算出來的。這一路走來，我深切體悟到家有特殊孩子，家人更要包容孩子的缺陷，學會忍耐，並永遠抱持希望，相信孩子會進步，同時對他的未來懷著盼望。而副標的「台灣雨人」是敦捷上節目時被給予的稱號，因為他在數字方面具有天賦異稟的能力，就如同電影《雨人》中的自閉症者一樣。雖然到目前為止，尚未找到適合的舞台讓他發揮，但我這個「特教媽媽」將一路陪著他繼續闖下去。若因捷運事件的契機，讓社會大眾因此對自閉症者多一份認識、理解與包容，也將是對許多有自閉症者家庭的支持與鼓舞。

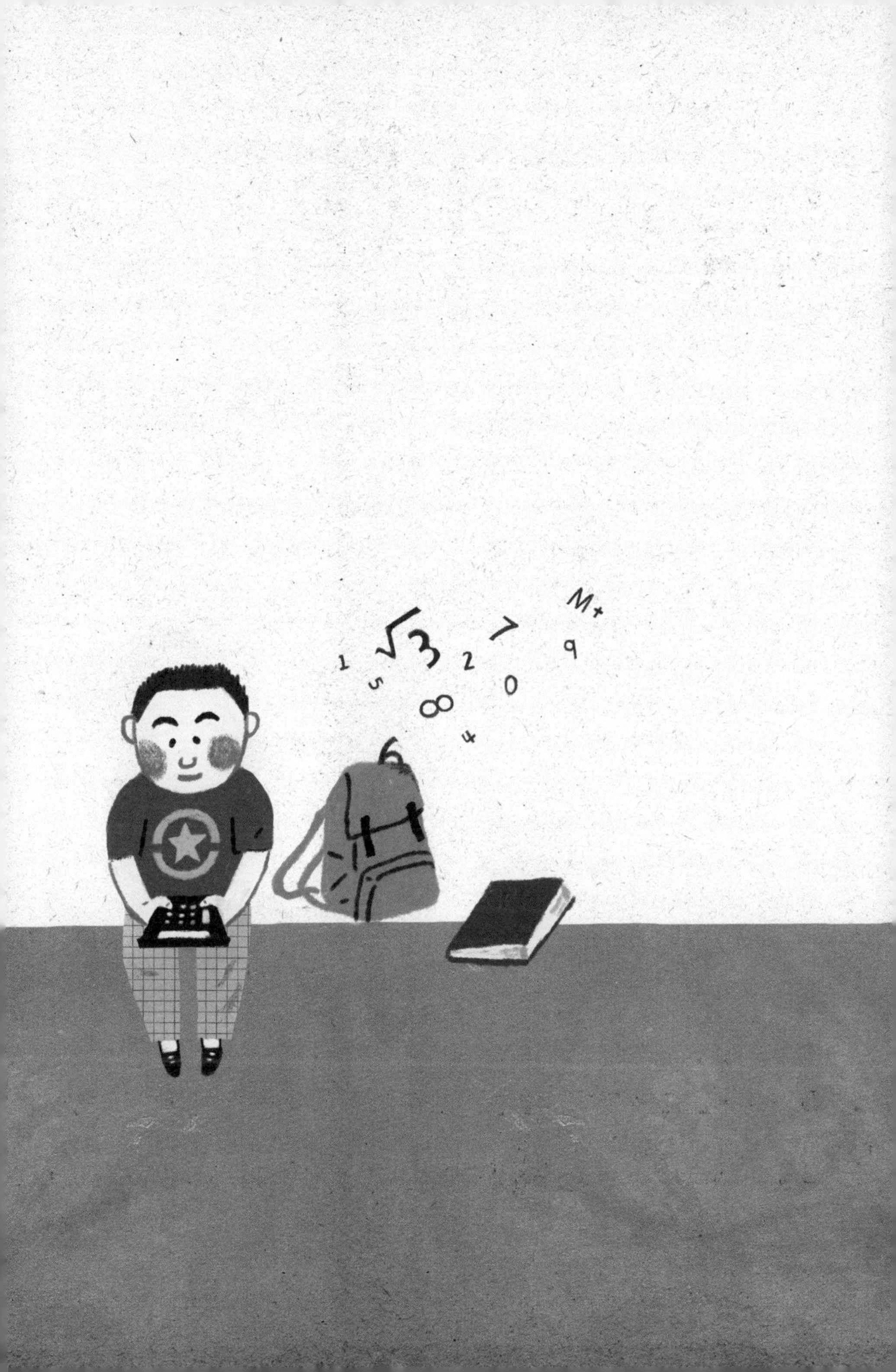

1
√3
5
2
7
M+
9
0
8
4

台灣雨人與特教媽媽的六堂課

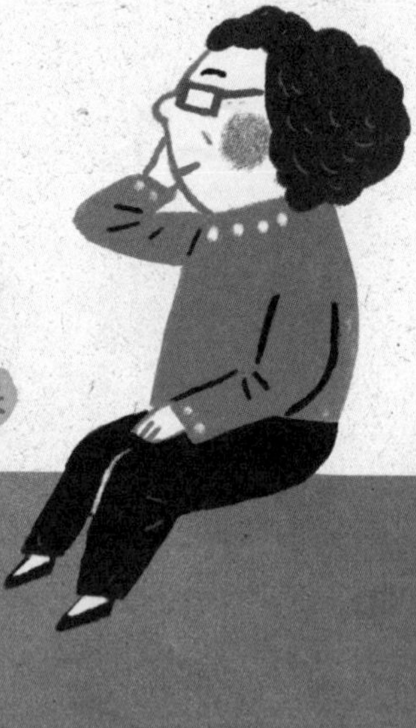

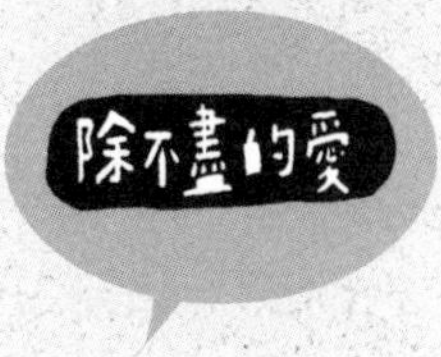

第 1 課

「兩人」到我家

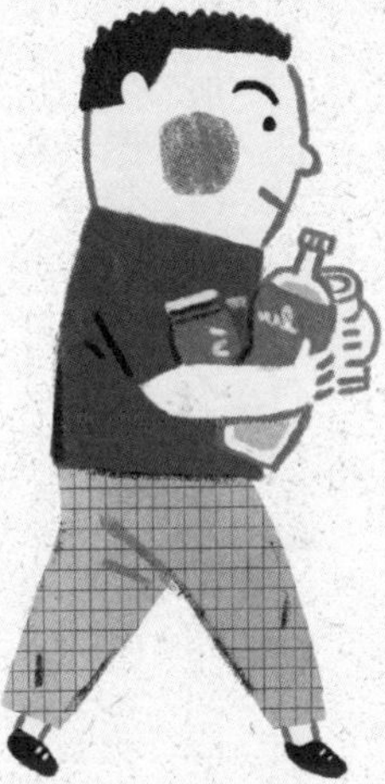

當我看到兒子的頭在水底努力掙扎，才猛然清醒過來，趕緊抱起他。
此時我的情緒幾乎崩潰，我緊緊地抱住兒子，一直跟他道歉，不斷對他說：
「對不起，對不起，媽媽對不起你，如果媽媽都不愛你，誰來愛你呢？」

生產的驚險回憶

兒子在一九九〇年七月出生，在之前的五年內，我曾自然流產過兩次，因此再度懷孕時，醫生擔心這次也會習慣性流產，便交代我要在家好好地靜養待產。我知道自己的個性無法待在家中不去工作，即使每天搭計程車，也要堅持正常上下班。當初公司五名女性員工中只有我懷孕，同事看我的肚子尖尖的，都認為我懷的寶寶一定是男生。

由於之前的兩次流產事件，我小心翼翼地注意許多生活細節：不敢拿重物、不敢把手舉高，不敢隨意搬動房間物品等。經過最初三個月後我才稍稍放心，雖然肚子經常被踢得好痛，但也高興孩子有強盛的活動力；到懷孕後期，卻又開始擔心早產，好不容易熬到預產期，三天兩頭就往婦產科診所跑，醫師叫我不要太緊張，他還覺得奇怪，我不是已經生過一個孩子了嗎？

直到超過預產期十幾天，我才感到狀況開始詭譎，每天都感到腰部傳來陣陣痠痛，但這種感覺又很快消失，我希望它能愈來愈密集，但它就是不聽使喚。生產前一天，我因為羊水破裂到婦產科診所待產，一整天經過數次檢查，後來護士讓我吞了催生藥丸，但骨盆就是沒有完全張開，沒有要生產的跡象。經過一天一夜的折騰，隔天早上經超音波檢查，才知道兒子臍帶繞頸，兩顆大眼睛直視前方。我常告訴別人，兒子從胎兒時期就很皮，竟然跳繩跳到讓繩子繞在自己的脖子上。當初又怎麼會料到，懷胎十月，前三個月怕流產，最後三個月怕早產，沒想到最後竟然演變成難產，得動手術才能讓兒子來到這個世界上。

一轉眼就過了二十四年，現在回想起這些事情，也許時間真是最能療傷的一帖藥。歷盡千辛萬苦才生下兒子，身心都告極限的折騰絕對不是三言兩語能表達清楚的。經過兩次自然流產、懷胎十月這段漫長的等待和煎熬，最後兒子竟然臍帶繞頸出生，也就是因為這個意外，先生總說兒子一定是因此腦部缺氧，受到部分損傷，才會造成自閉症。

孩子出生當時，麻醉藥作用尚未完全退去，我只依稀聽到他的哭聲。我問先生和媽媽兒子長得怎麼樣？四肢健全嗎？五官端正嗎？媽媽告訴我他是一個白白胖胖的可愛男寶寶。我想，一般的父母在孩子出生時，最在乎的總是孩子的四肢和臉部五官有無異狀，畢竟剛生下來時，我們也只能看到他的外表而已。

接下來我在診所住了七天，等到麻醉過後，腹部的手術傷口好像要撕裂開來似的，反覆折磨的疼痛實在難以忍受。傷口的痛楚加上脹奶的不適，簡直快要讓人抓狂，當時的我怎麼也想不到，未來還有更大的煎熬和挑戰呢！

懵懂的嬰兒時期

兒子小時候非常安靜，不哭也不鬧，大約四小時餵一次奶，尿布溼了就換。平常就乖乖地躺在床上，兩隻手常在自己眼前晃啊晃的。當時兒子由媽媽二十四小時照顧，我則全力投入工作，每天下班後回娘家吃晚餐，看看兒子，沒停留多久又趕回家，大女兒則由婆家帶到五歲，所以我不太清楚一般幼兒的發展狀況，只知兒子幼時似乎和一般孩子的發展沒什麼兩樣。人家說：「七坐、八爬、九發牙」，娘家在公寓的一樓，印象中兒子十個月左右，便時常坐在嬰兒床裡玩耍，有時媽媽也會在地上鋪著紙板，讓兒子坐在紙板上玩。

十一個多月時，兒子常會扶著嬰兒床的欄杆站起來，我讓他學習在地上自己站起來，他會想辦法扶住椅子或桌腳之類的東西。剛開始他搖搖晃晃走了幾步，經過三、四天後，他竟然就可以穩穩地走上至少三、四公尺遠。學會走路之後，他就像一般的孩子一樣到處走動，東碰西碰，有時一手拿著玻璃瓶，另一手拿著塑膠瓶，他會輕輕地把玻璃瓶放在地上，而另一手的塑膠瓶就隨意丟開，當時我覺得他能分辨玻璃瓶是易碎物，還挺聰明的。此外，兒子和其他同齡孩子一起坐在嬰兒床裡，我幫他們照相時，他們的眼睛都會朝向鏡頭。當時兒子並未露出異狀，我也沒特別留意他與其他孩子互動的情形。

兒子一歲左右時，會站在嬰兒床裡看連續劇。記得有一次，劇情演到一個人很凶地在罵另一個人，兒子看到時還用手輕輕拍著前胸，臉上的表情一看就知道是怕怕，當時我還樂觀地覺得兒子的認知能力相當不錯嘛！

語言遲緩，大隻雞慢啼

然而，兒子到了兩歲多還不會講話，也從沒開口叫過「爸爸」和「媽媽」。我聽說男生的語言發展比女孩子較慢一些，便沒特別在意，想再等待一段時間，後來才聽一位鄰居說兒子可能是高功能自閉症，建議我帶兒子到醫院檢查。這位鄰居當過志工，但是當時我也不知道「自閉症」的詳細狀況，便帶兒子到醫院檢查耳鼻喉和聽力神經傳遞等問題，檢查結果並無異狀。媽媽安慰我說：「可能是大隻雞慢啼，妳三、四歲的時候，還不是講話都臭奶呆的，現在也是那麼會說話，不要緊啦！不用煩惱。」

所謂的「大隻雞慢啼」，就是指大器晚成的意思。不僅是兒子，連我小時候，大舅舅都說：「這個憨芬嘛！不知道長大以後會不會讀書？」我考上博士班以後媽媽還常提起這檔事。只是現在回想起來，也許「大隻雞慢啼」是一句安慰父母的話吧。許多父母急於看到孩子的成長，常常缺乏耐心等待，老人家就會說這句話以示安慰。

現在回想起來，媽媽會說「大隻雞慢啼」，除了聯想到我小時候的成長經驗以外，也因為兒子的臉長得聰明伶俐，還有兒子懂得彎下腰輕輕將玻璃瓶放在地上的行為有關。但是「大隻雞慢啼」畢竟是安慰性質的話，我也曾聽其他身心障礙者的家長表示，她們的孩子發展較慢，也曾被別人用類似的話來安慰。後來想想，或許當時我也是不願意承認自己的孩子有問題，所以常常用「大隻雞慢啼」的心態來安慰自己，至少心裡能得到些許的安定。

誤食高血壓藥，送醫急救

兒子一、二歲時，媽媽常背著他做家事，有時太累把他放下來，又怕他走出去，只好用絲襪綁在兒子的腰上，限制兒子的走動範圍。那時候還被大舅開玩笑說要媽媽注意兒童保護法，媽媽說為了安全考量也莫可奈何。

那段時間我剛換新工作，有一天接到媽媽的緊急電話，說兒子誤食她的高血壓藥，要我趕緊到醫院。娘家經營雜貨店，常有鄰居在店裡喝酒或聊天，當時媽媽在廚房忙碌，鄰居突然走到廚房問媽媽：「這個時候臭弟怎麼想睡覺？」媽媽一看就覺得不妙，兒子就算想睡覺，也不會全身軟綿綿的，一查之下發現她的高血壓藥丸少了一些，趕緊請鄰居叫計程車送兒子到最近的醫院灌腸急救。

媽媽和鄰居先送兒子到了醫院，我才趕過去，媽媽一看到我就哭了出來。她說自己沒有把高血壓的藥丸藏好，兒子應該誤以為是糖果，抓到就吞了下去。她說：「如果臭弟有什麼三長兩短的話，我也不要活了。」我雖然心疼兒子，但也不忍責怪媽媽，我忙著安慰媽媽不要責怪自己，不要想太多，這種事情誰也無法預料，還好媽媽警覺性夠高，及時送醫，這也是不幸中的大幸。

疑似自閉症，到處就診

兒子經醫生檢查，確定聽力沒有問題，熱心的鄰居便介紹我去找心理師評估兒子的心智問題。那是私人開立的工作室，和坊間診所有點不同。到了那裡之後，她拿了一些玩具給兒子玩，且下了一些口語指令，如拿上面的球、下面的拼圖等，但兒子似乎搞不清楚上面、下面、裡面和外面等。我也不知道當時她使用何種測驗工具來評估兒子，只在最後聽到一個「疑似自閉症」的名詞。一九九三年看診的評估費用就高達新台幣三千元，有點過於昂貴。另一位曾經在醫院當過護士的鄰居便介紹我帶兒子去婦幼醫院兒童心智科檢查，診斷出的結果確為語言發展遲緩，疑似自閉症。

當時對我而言，「自閉症」這個名詞是陌生的。當時我在乎的是兒子都已經三、四歲了，仍然不會開口講話。我隱約知道兒子確實有某方面的問題，因此只要人家說哪裡好，我和媽媽就趕快帶著兒子往哪裡跑。當時鄰居介紹馬偕醫院有位沈醫師是兒童腦神經權威，我便又帶兒子到馬偕醫院求診。

當時的工作假日無休，因此平時有事可以自由請假。我每週抽出一個半天，請先生開車載我、兒子和媽媽到馬偕醫院，到了馬偕醫院門口後，先生放我們下車，再回去忙他的生意，我和媽媽則等兒子就診後，再搭乘計程車回家。

我在診療室裡看到好多孩子，他們的頭上、手上都插著許多針。我聽一些家長說，這種針灸治療療程至少得持續半年以上才能看得到一些成效，但也聽說並非每個孩子都能看到效果。接受療程的兒子前額插著針，手背上也插著針，看了實在令人心疼。那些針至少要插半個小時以上，擔心兒子坐不住，會把針拔掉，我和媽媽便帶他在外面到處遊逛，引來路人好奇的眼光。聽著兒子不斷哼聲，小小年紀就得遭受如此折騰，我實在百般不忍，恨不得幫他承受，真是「針在兒身，疼在娘心」。但不捨歸不捨，就算百般無奈又如何，一想到人家說沈醫師是腦神經的權威，我也只好每週帶著兒子持續治療。這種腦部針灸的費用一次得花六百元，經過半年多的治療，似乎沒有一點成效，只好放棄再繼續尋求其他方法。

確診為自閉症的晴天霹靂

兒子六歲時，我們經人介紹來到了台大醫院兒童心智科，兒子的主治醫師向我詢問三歲前的一些狀況，又說心理師要幫兒子作測驗，需要兒子單獨與心理師在一間就診室裡，家人不能在旁陪同。我只記得那個測驗進行了一個多小時，測驗結束後，醫師與我詳談兒子的狀況，並確定兒子是自閉症。

我對「自閉症」這個名詞並不陌生，卻不是很清楚它的症狀，後來上網查詢一些自閉症相關資訊，頓時覺得天旋地轉，無法接受這個事實。從資料中得知，自閉症無法痊癒，只能透過教育減輕和改善症狀而已。千千萬萬個為什麼與自責頓時湧上心頭。

媽媽的真心話

有一段時間，我想醫學無法幫助孩子，便和媽媽帶著兒子到處尋求民間宗教資源，求神問卜，得到的結果大多是兒子過去犯錯、祖先問題，需要舉行法會，或者讓兒子給神明當兒子求保佑。從兒子兩歲多起，我就一直在重複「求醫」與「求神」這兩件事情，一直到兒子快七歲，才開始慢慢能說幾個單字或兩個字的語詞，我更是焦慮不安，實在無法想像兒子的未來該怎麼辦？

台灣傳統觀念普遍認為家中有特殊小孩，都是祖先或是自己上輩子所犯的過錯所招致的報應。當時對我而言，這種觀念等於是二次傷害，但卻也找不出更好的方法來調適。敦捷被診斷為自閉症時，先生一直在猜測原因，猜他出生時臍帶繞頸造成腦部缺氧、在兩歲多誤食外婆的抗高血壓藥；我也不斷自責是否在懷孕期間服用感冒藥、情緒不穩而影響胎教等等，那時的我並不知道自閉症的成因，也無法接受自閉症的狀況。只記得在我懷兒子兩個多月時，一位算命師說他長大會很優秀，為何優秀的孩子卻是自閉症呢？

雖然之前已有醫師診斷為疑似語言發展遲緩、疑似自閉症，然而當兒子被台大心智科醫師確診為自閉症的當下，明知自己的孩子的確有異常之處，但聽到「自閉症」一詞仍無法接受。當時我已經夠自責難過了，沒想到先生更愛落井下石，常說：「妳很厲害，生一個自閉症，才萬分之四的機率就被妳碰上了。」我忍不住回譏：「沒有你，我怎麼生得出小孩，他又不是從石頭蹦出來的！」當時我只覺得先生很大男人主義，顧著把孩子的問題推給我，找機會便冷嘲熱諷，冷言冷語聽了令人不快。那段時間與先生的關係也降到冰點。

媽媽筆記

自閉症的症狀與診斷

自閉症從肯納醫師在一九四三年發表〈情感接觸的自閉障礙〉論文，首開自閉症研究先河，迄今已有七十一年的歷史，依據國內、國外學者與社會團體對自閉症的定義綜合如下：自閉症為在三歲以前嬰幼兒期顯現，係因腦部功能損傷使得中樞神經系統受損，而引起的廣泛性發展障礙，且常伴隨著有智能障礙、癲癇、過動、退縮或是情緒等障礙，自閉症有其共通特質亦存有個別差異，但在語言溝通、社會人際互動方面有缺陷，且有固執、同一性或反覆性的行為等。

媽媽筆記

就醫建議

由於自閉症症狀是因先天腦傷造成中樞神經系統受損，在三歲以前嬰幼兒期顯現，父母在孩子一歲以前，要注意孩子的發展狀況，並注意孩子在互動上是否有眼睛不注視人、稍大時玩玩具是否有固定模式、遊戲模式缺乏想像性、情緒過於安靜或吵鬧，以及溝通問題等。當發現孩子有異狀時，千萬不要拖延，應趕緊帶到醫院的兒童心智科就診。

媽媽的失控

敦捷快五歲時，我將他從娘家帶回自己家照顧。和兒子朝夕相處，我開始發現他的許多行為常搞得我不知所措。例如在牆壁到處寫數字、用美工刀劃破沙發、把衣服從家裡往樓下丟、將照片塞在電梯門縫裡、或常常將我的化妝品擠得到處都是，以及出門看到商店就急著往裡面衝等等。

那時他的聽理解能力非常差，又沒有口語能力，幾乎難以與他溝通，當時我幾乎只會大聲責罵，卻無法收到成效。有一次，我們在住家附近，他又想衝進商店時，我又氣又急，竟直接撲上前將他壓倒在地上。雖然知道責罵、肢體暴力無法有效解決問題，但當時找不到其他方法，若兒子在外面出現脫軌行為，我甚至無法在乎路人的異樣眼光，只能急著不計一切地阻止他的行動。

有一天我要幫兒子洗澡時，他先進入浴室，將沐浴乳和洗髮精倒了滿地，我進浴室時差點滑倒，一時之間氣到不行，他過去種種頑皮的行為浮上心頭，這件事彷彿成了導火線，我的怒氣被徹底引爆，想都沒想就氣得衝上前，用雙手將他的頭壓進浴缸滿滿的水裡。當我看到兒子的頭在水底努力掙扎，才猛然清醒過來，趕緊抱起他。此時我的情緒幾乎崩潰，我緊緊地抱住兒子，一直跟他道歉，不斷對他說：「對不起，對不起，媽媽對不起你，如果媽媽都不愛你，誰來愛你呢？」

媽媽筆記

心理狀態的調適

二〇一四年內政部統計，台灣自閉症人數有一萬三千五百四十四人，二〇〇九年美國統計，每年自閉症者的出現率增加為百分之十到十七；二〇一二年又提出平均每年新診斷個案有三萬六千五百則。自閉症者人數不斷增加，是全世界共通的現象，但自閉症成因尚無一致看法，除了醫學發達，資訊傳播發達也讓更多人看見孩子的異狀。

現在自閉症者越來越多，社會支持對於家長心理的調適非常重要，家長千萬不要單打獨鬥，建議多參與家長團體，以尋求抒發情緒和學習教養的策略。國內研究指出，藉由社會資源的提供可降低自閉症患者家長之身心壓力程度，且感受壓力越高，適應越差，而周遭所提供的社會支持越多，適應則越好。

近期的研究也開始探討宗教信仰在身心障礙者父母的精神層面扮演重要角色。許多有宗教信仰的家長在孩子被診斷為身心障礙後，會以信念支撐自己，並去建構障礙帶給生命的意義；學者研究亦表示家中有障礙孩子，宗教信仰更容易使父母有效地調適生活，帶來人生意義、追尋自我、與他人較親密的關係，甚至帶來身體、心理及情緒等方面的健康。

為兒毅然轉習特教

從浴室壓頭事件過後，我深深警覺自己過去對待兒子缺乏耐心，決定好好教導他。我上網查詢了一些有關自閉症的資訊與教導策略，決定從日常生活實物教起。例如我們在客廳時，我會指著電視機說電視機、指著沙發說沙發、指著電話、電燈和電扇等；在廚房時，我指著冰箱、瓦斯爐、碗盤等……就這樣慢慢地逐字教導。雖然在教導時兒子的眼睛不見得會注視著物品，但我還是耐心地慢慢解釋。名詞之後，我也教導兒子認識顏色：我指著紅色積木說紅色、綠色積木說綠色、黃色積木說黃色；在外面帶兒子過馬路時，我也會指著紅燈說：「紅燈停，不可以走。」當綠燈亮了，我就告訴他說：「小捷，綠燈了，可以過了。」就這樣一點一滴地教他，雖然他沒有直接跟著複誦這些物品的名稱，但透過這樣耐心的教導，大約半年之後，有一天當我再指著周遭的物品時，他就突然能夠一一說出物品的顏色了。此時我欣喜若狂，他是真的可以教導的！雖然學習速度非常緩慢，但長時間下來仍可看到成效。只是當時我並未受過專業訓練，只是憑著一股媽媽的直覺在帶兒子初步認識世界，對自己的教學方式仍然戰戰兢兢。

那時我的工作不甚穩定，在小學擔任近五年的代理代課老師，後來才決定參加師資班考試，並於二〇〇〇年考取特教師資班進修資格，隔年考取代理代課教師抵實習，成為特教教師，兩年後又參加甄試成為正式教師。

在一九九八年決定報考師資班，是考量教師職業的穩定性以及未來進修的發展性，一九九九年又參加英文師資班考試、大學代課考試以及特教師資班，前兩者成績都距離錄取分數甚遠，而特教師資班考試分數卻只差了四點五分。當時我心裡總是想著，若能考上特教師資班，正式成為特教老師，不但可以進一步幫助敦捷，更能運用所學幫助其他特殊孩子。因此隔年我乾脆全神貫注，專心準備特教班師資考試。年近四十才轉換跑道相當不容易，體力和記憶力都比不上應屆畢業的學生，但只要想到敦捷，全身彷彿充滿了動力，正式錄取的那一刻，我欣喜若狂，才慶幸或許冥冥之中真的自有安排。

台灣雨人與特教媽媽的六堂課

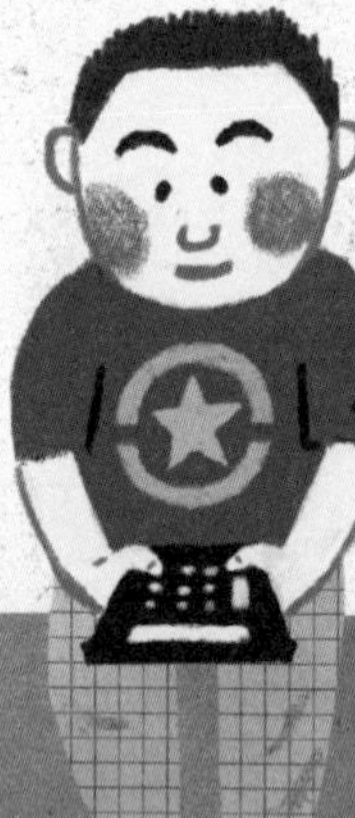

除不盡的愛

第2課

曲折求學路

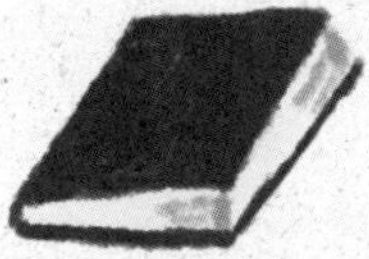

我用兒子喜歡的食物與他約法三章：他早上先跟我說晚餐想吃什麼，
我會打電話詢問老師他到工坊的時間，只要他能準時到，
晚上就會帶他去吃他早上點的東西，如果當天遲到則沒有選擇餘地。這招果然有效。

學齡前的困境

兒子到了四歲多，我們找了好幾家幼稚園，都無法招收兒子入園。因為兒子沒有口語行為，找了至少四、五家，才有一家願意接納兒子。我把兒子的症狀告訴園長，這位園長對兒子非常有耐心，由於兒子在幼稚園無法和其他孩子一樣學習到基本的認知或規矩，園方便特別請一位老師隨時跟在兒子身邊，就近照顧兒子並監督他，以免他亂丟東西。當時園長說兒子特別喜歡聽撕紙的聲音，常常把紙撕成一條一條，很享受的樣子。但長大之後，這種特殊行為卻自然消失了。

媽媽的真心話

兒子幼稚園畢業時，園長邀請我去參加畢業晚會，我見別的家長高高興興地與孩子一起玩遊戲同樂，我的孩子卻無法參與遊戲，我只能在一旁拿東西給他吃、隨時盯著他，以免他亂跑影響會場秩序。

親自養育兒子後，我也經歷了快兩年的時間才決定要好好教導他，但不免還是會羨慕其他家長可以快快樂樂地陪伴孩子，相較之下自己的出席就難免顯得逼不得已。畢業晚會上，我看著他們還在玩遊戲，便告訴園長我們要先離開，趕緊落寞地把孩子帶走。

媽媽筆記 學齡前教養建議

兒子一九九〇年出生，直至一九九五年才開始其學前教育，當時的法令並未有此政策，而且兒子的口語發展遲緩，一般幼稚園不接受兒子，父母須自行尋找資源，也確實花了相當多的心力和精神。當時坊間能找到的幼教老師也缺乏特殊教育知識，更沒有巡迴輔導或是專業團隊服務等協助，以符合部分孩子的特殊教育需求。

台灣雖在一九九〇年左右開始早期療育的發展，但資源普遍匱乏，在近十幾年來，政府逐漸重視早期療育的成效，醫院以及民間診所開始提供一些專業治療服務，例如語言治療、職能治療、物理治療、心理治療等，家長可聽從醫師的建議安排孩子的復健治療，但不能單靠專業治療，在家也要配合治療師建議的方法去持續執行，相信孩子會慢慢進步。

國小階段：就讀普通班或特教班的兩難

初入小學，媽媽親自拜託老師

兒子進小學前，曾參加過自閉症家長協會所準備的自閉症學前準備班，但當時他的口語能力只有單字，語詞還沒有出現；加上過動坐不住、服從性差以及行為規範不佳，我實在很擔心他入小學的狀況。兒子的基本生活自理能力尚可，能自己進食、更衣與如廁，但因溝通問題、常規不佳、過動與人際互動問題等，都會造成適應團體生活的困難。

兒子於一九九六年進入小學一年級，我想就近照顧兒子，因此讓他在我任教的同一所學校就讀。那時兒子只能說一、兩個字，例如：褲子、車、喝水、尿等。而當時的轉銜安置才剛實施幾年，轉銜制度尚不嚴謹，學校沒有特別安排兒子的班級，我私下拜託一位老師，向她說明兒子是自閉症，除了溝通有困難以外，與他人的互動也有顯著困難，加上過動坐不住，請老師多加引導和留意。

不適應環境，竟偷偷溜出校門

新學期的開始，除了二、四、六年級是由原班升上來以外，一、三、五年級對於老師和學生而言，都是陌生的人、事、物。那年我擔任三年級的級任導師，在早自習時間，我站在講台上跟學生說話，不到十分鐘，兒子班上的同學就慌慌張張地跑來告訴我，兒子不在教室，不知道跑去哪裡了。導師很心急，通知訓導主任廣播尋找，並請工友去找兒子；由於兒子的導師還要照顧班上三十幾位學生，無法幫忙尋找兒子，我便帶領班上學生一層樓一層樓去找，三年級的孩子還小，我也陷入兩難，聽到一位女孩說：「怎麼會這樣？開學第一天就在幫老師找孩子啊？」更是愧疚。找了約半小時，遍尋不著，主任問了警衛，沒看到孩子從校門口出去，因為學校大門平時是關上的，他們猜想兒子可能會從學校大門旁的小洞溜到外面去。

校內每個角落都找遍了，就是沒有發現兒子。我打電話給先生，請他騎摩托車循著我們家到學校的路徑尋找，自閉症家長協會的志工也加入尋找行列。我急得像熱鍋上的螞蟻，猶豫著是否要報警處理。就在此時，我看到鄰居騎著摩托車載著媽媽到了學校門口，媽媽一見我就開口說：「臭弟找到了，現在人在家裡，我怕妳擔心，趕快來告訴妳。」我趕緊把這個消息告訴先生。學校行政、級任導師和協會志工總算都鬆了一口氣。我向他們致謝，教務主任非常溫柔，心想雖然孩子找到了，但我仍驚魂未定，因此拜託一位組長幫我代課，要我趕快回媽媽家裡看兒子。

回到娘家，媽媽說兒子是被之前幼稚園的一位老師發現的。那位老師調到別家幼稚園，機緣巧合在園內發現了兒子。她說兒子應該是爬牆進去的，而牆上有許多碎玻璃，當她發現兒子時，馬上認出他是市場雜貨店阿嬤的孫子。她看到兒子正在找杯子想要喝水，全身髒兮兮的，趕緊用毛巾幫兒子擦拭乾淨，又倒水給兒子，並裝飯給他吃。後來心想孫子走失了，阿嬤一定很緊張，趕緊騎摩托車將兒子送回媽媽家裡。她又告訴媽媽，那條路上有許多砂石車，兩人至今都想不透兒子是怎麼安然走進幼稚園的。

我聽媽媽說來，真是心驚膽跳，全身都起了雞皮疙瘩。他當初只能說幾個單字，當然說不出家裡的住址和電話，也幸虧兒子福大命大，能被認識的人找到，要不然一走失了可真的回不了家。事隔多年，到現在想起來仍然記憶猶新、心有餘悸！

申請在家教育半年，兒子在外寄居一個月

兒子開學的第一天就溜出校門，這件事引起校方的關切，訓導主任也告訴我一

個訊息。他說有一位戴女士（化名）也住在板橋市，她有兩個兒子，大兒子是大學生，小兒子也是自閉症。兩位兒子皆已成年，她目前在家幫忙照顧教導自閉症的孩子，聽說成效還不錯。我跟先生商量，決定帶兒子去了解狀況。

一到她家裡，我左顧右盼觀察環境，客廳某個角落的沙發上放著一堆未摺的衣服，整個環境看起來較為陰暗，同時也聞到一股尿騷味。她在一旁解釋：「我忙著照顧孩子，沒時間整理。」我依稀記得當時有三、四位孩子在客廳，由於她幫忙接待我們，那些孩子便呆呆坐在原地。我看到一些玩具，她說明：「自閉症的孩子，眼睛經常不會注視人，我特別設計一套教具，讓孩子將球放進洞內，注視著球滾下去，可以訓練孩子眼神追視和手眼協調的能力。」

由於擔心兒子再度走失，詢問戴女士之後，她說可以負責全天候照顧，包含飲食費用。她請我們放心將兒子留下，並交代我們不要隨時來探視兒子。我們要離開時，兒子轉過頭來，看向我們。戴女士要兒子跟我們說再見，兒子便小聲地說再見。我們離開之後覺得很納悶，為何她不讓我們隨時去看孩子？儘管我們對那個環境不甚滿意，但暫時也想不出更好的法子，我想她本身有一個自閉症的兒子，已長大成人，擁有這麼多年的教養經驗，對於自閉症一定相當有辦法。心中縱使再多不捨和不願，此時此刻也只能將兒子暫時放在那邊。

我那時的心情非常矛盾。兒子由媽媽照顧了快五年，自己才照顧兒子短短兩年，現在又一個勁地把兒子往外推。當時只想著別人較有方法，交給專業的人帶會比自己瞎摸索來得好，多年之後回想起來，才意識到當時的自己徬徨無措，牢牢抓住的浮木名為逃避。

至寄居處突擊檢查

兒子在戴女士那邊住了兩個多星期，我還是按捺不住想探望兒子的心情，媽媽也想知道兒子在那邊過得如何，所以我決定不管她當初的囑咐，直接去看兒子。到了戴女士家，戴女士一看到我，神情看起來似乎很驚訝。我一進門就看見兒子坐在角落的小凳子上，眼睛馬上朝向我，小聲叫出「媽媽」，但卻沒有站起來迎向我。

那時候戴女士正在為孩子準備午餐，她把食物剪得細細碎碎，再攪得糊糊的。她說自閉症的孩子大多會偏食，將食物弄得細細糊糊的，他們就不知道裡面是什麼東西了。後來我看她用攪碎好的食物餵食另一位孩子，她大口大口地將食物塞進孩子口中，似乎不管孩子是否已徹底吞下去，便繼續要灌下一口。我東看西看，走到浴室時，看到另一位孩子坐在浴缸裡，浴缸沒有放水，她說孩子不乖被處罰坐在浴缸，不准他出來。我還看見她拿著衣架在孩子眼前晃動，似乎是在嚇唬孩子，而兒子看到我卻不敢站起來，不知道是否受過其他處罰。我心中納悶，她會處罰其他孩子，若她認為兒子不乖，會如何處置呢？我問她：「小捷在這邊乖嗎？」她回答：「他很好啊！」我向她道別離開時，兒子仍靜靜地坐在小凳上沒有起來，眼睛飄向我，小聲地說：「媽媽再見」。

我回到家把看到的情形告訴媽媽和先生，先生和媽媽都感到心疼，擔心兒子在那邊並沒有受到良好的照顧，決定一起將兒子接回家裡。先生和我向戴女士表明要帶兒子回家時，她讓我們整理兒子的衣物和用品，也說：「妳兒子很聰明，妳要多教導他，他會慢慢進步的。」

我謝過她，趕緊帶兒子回家，先生說為了要慶祝兒子回家，決定全家到樓下的港式餐廳用晚餐。看著兒子在椅子上坐不住，跑上又跑下，與他在戴女士那邊完全判若兩人。我眼眶發熱，對先生說，我寧願看他像猴子一樣跳來跳去，也不要他呆呆地坐著不敢動。先生也有同感，兩人討論過後，決定再幫兒子尋求妥善的環境。

再度把兒子往外推

當初從戴女士處把兒子帶回家之後，我曾拜託某位擔任幼稚園長的鄰居幫忙照顧兒子。當時我正在擔任代課教師，下班時間也在忙著其他工作，因此我拜託她連晚上也代為照顧兒子。我把兒子留在園長那邊睡覺，幾乎天天忙到晚上九點多，才匆匆忙忙去看兒子，那時已是兒子要就寢的時間，園長用小被子圍住兒子的肚子，以免他踢被子著涼，我看到她如此細心，也就非常放心把兒子交給她照顧。當我要回家時，兒子總輕聲對我說：「媽媽再見。」我聽了一陣鼻酸，卻也只能急著趕快回家，繼續未完的工作。

兒子重新就讀一年級

兒子雖然上過自閉症協會所舉辦的學前準備班，但他還是無法遵守學校規則，在入學的第一天就上演失蹤記，因此我決定申請在家教育。半年後，接到市公所的強迫入學通知單，因此下學期繼續在該校就讀。一九九七年我考上學區內的小學，兒子便也就近就讀這一所小學，我與輔導主任商量，讓兒子再從一年級開始就讀，學校也特別安排了幾位教師，其中一位老師是我在中山女高的學妹，我特別商請讓兒子進入她的班級。

兒子過動，上課時常常跑到教室外面閒晃，她的班級還有另一位智能障礙的學生，不知是學校沒有安排好，還是家長沒有帶這位孩子去醫院鑑定，這位學生也有過動的情形。我很感謝這位學妹，她非常有耐心，有時候他們溜出教室，她會立刻出去找孩子，但總不能將一整班孩子置於不顧，她便會向行政單位尋求協助，讓行政人員幫忙找孩子。我不在乎兒子的學業成績，只擔心他與同學的互動，但是他也鮮少與同儕互動，我算是幸運，幾乎沒聽到其他家長抱怨兒子，兒子就這樣驚險又幸運地過了一年。

暫時將兒子安置在特教班

兒子二年級時，班上另一位過動的孩子轉到特教班，老師稍稍鬆了一口氣，因為只剩下兒子一位特殊學生留在班上。但到了下學期，一名五十幾歲的婦女，不知什麼原因跑到學校頂樓，在四下無人時一躍而下。兒子也曾經跑到頂樓，學校擔心他的安全，有一位教師建議將兒子轉到特教班，我自己也很擔心兒子，且怕再造成學校行政單位的麻煩，因此接受了這個建議，兒子就這樣未經鑑定安置會議，直接轉到了特教班。

兒子再度回到普通班

跳樓事件過了一段時間後，兒子升上四年級，再度回到普通班。級任導師認為兒子在數學確實有天分，但也表示她無法幫助兒子。我只希望孩子平安健康，不要求他的學業。直到升上五年級時，兒子班上換了另一位陳老師，她對學生非常有耐心。也常對我說：「我對自閉症不是很了解，妳是這方面的專家，日後有需要協助的地方，也會再請教妳。」這位老師常在打掃時間牽著兒子的手教兒子背誦唐詩。由於兒子常在上課時間遊走到其他教室，她還在學校刊物投稿一篇文章，叮嚀隔壁班同學們看見兒子跑到他們教室時，主動叫兒子回到自己班級，不要覺得他的行為很奇怪。

後來陳老師發現兒子喜歡看女老師們的絲襪，便請教我處理方式。我當時曾向教授求助，教授建議使用玩偶做角色扮演，讓兒子知道不能隨意窺看他人的身體部位。但陳老師後來表示，兒子根本不看玩偶演示，我便再想了新的方法，請她發現兒子想看老師絲襪時，直接告訴他「有穿絲襪」。我不知道她是否都以這個方式處理此問題，但後來我在學校和她見過幾次面，她都沒有再提起這個問題。我知道普通班導師相當難為，一個班級有三十多位學生，有一位身心障礙學生在班上，確實對老師帶來極大的困擾，但老師的引導對於其他同儕是否能接納身心障礙者非常重要。這位老師向我提過，兒子雖然過動，上課時老愛到處走動，但同學都很善良，不至於排斥他。我想，這一定也是拜老師溫柔引導、給同學機會教育之賜。

媽媽筆記

國小階段教養建議

兒子在小學階段時最令媽媽與老師苦惱的，主要還是行為問題。他在教室裡因過動坐不住，常會起身到處遊走，行政人員沒有申請教師助理員協助，資源班教師未能提供行為訓練，造成普通班導師教學的困難；資源班教師對兒子的能力與需求不甚了解，雖與家長多次溝通，但教學仍採針對其弱勢學科如國文的補救式教學，對於兒子最欠缺的社交技巧，則未安排任何課程訓練。

建議孩子入學前，家長事先將孩子的特質與一些個人症狀誠實告知導師，最好能親自到班上宣導，以尋求班導與同儕的接納與協助。每當重新編班時，都要再次與新任導師與同儕說明，且當孩子在校有不當行為或不適應的行為，家長應與教師共同合作處理；另外也建議與資源班教師善加溝通孩子的特別能力與需求，以能提供最適合孩子的教學。

許多父母擔心孩子被貼標籤，不願將孩子安置在特教班，但特教班會根據孩子的能力和需求以設計個別化計畫教學，入小學前也會召開安置會議來決定孩子的教育場所，家長應能安心聽從專家的意見。

國中階段：持續在普通班學習

暑假召開會議，將兒子安置在特教班

特殊學生在每個教育階段即將結束時，都需要經過心評教師評估，再透過轉銜安置會議，依據學生的能力將學生安置在普通班或特教班。老實說，我認為不論將兒子安置在普通班或特教班，都不是最適合的位置。兒子的口語表達能力差，語文理解能力也很弱，普通班的課程與教材當然不適合他，但特教班的學生障礙程度嚴重，美其名為個別化教育，但老師也只能補強其學科上的弱勢能力，對於兒子的優勢能力，也就是數字演算的強項，老師也愛莫能助。

兒子過動，加上他的人際互動關係貧乏，小學的特教組長、資源班教師與普通班級任導師一致認為兒子上了國中以後應該轉到特教班，以免被青春期的同儕欺負。我獨排眾議，希望兒子留在普通班，僅撥一些節數到資源班接受特殊教育。由於我的意見與其他老師不一致，我們在暑假召開臨時安置會議，共同討論兒子的教育安置場所。小學這邊的代表人員有特教組長、資源班教師和級任導師三人，國中則有各處室的主任與組長，我是家長代表，另外還有一位心評人員。

心評教師建議在普通班預留名額

會議過程中，我向老師們說明兒子的一些症狀及特質，最後會議的結果是將兒子暫時安置在特教班，但心評老師對輔導主任提出建議，請她在普通班預留一個名額。輔導主任說：「我們有兩班特教學生，怎麼可能幫每位學生都在普通班留位置呢？」這位心評人員很堅定地回答說：「如果沒有事先留一個位置，到時候經過正式安置會議，若重新評估將敦捷安置到普通班，普通班卻沒有名額，誰來負責呢？」開完臨時安置會議，開學時，我便帶兒子到特教班上課。

開學第二天，一位和我們住在同一棟大樓的特教老師對我說：「敦捷根本就不屬於特教班，妳自己也是學特教的，怎麼會讓敦捷來特教班呢？妳應該讓妳兒子到普通班，他還可以有一半的課程時間到資源班上課。」我回答：「我也是希望他到普通班上課，但是小學的老師都怕他在普通班會被欺負，只好先將他安置在特教班，等到九月份開安置會議前，再提出轉安置申請，屆時我可以要求特教課提供較多教師助理員時數，以在旁協助。」

正式安置會議，將兒子改安置到普通班

兒子在特教班待了一個多月，我雖然知道不適宜，但至少不用擔心他在特教班會跑出去。九月下旬，我上班時接到校方的電話，組長告訴我，今天下午要在秀山國小舉行安置會議，問我是否有空參加。雖然事出突然，未接到任何事先通知，我還是請了假趕過去。

這是我第一次參加縣內安置會議，我在會議室門口簽了名，馬上就聽到老師在唱名。我進了會場坐下，旁邊有學校的特教組長和心評教師，對面則坐了台灣師大的盧教授、教育局特教課承辦人員陳老師、家長代表和專業治療師等。

心評教師報告兒子的情形、安置地點和需要的專業治療之後，盧教授問：「為什麼會把他安置在特教班？」心評教師回說：「他的語言溝通能力不好，社會適應表現也弱，我覺得他適合在特教班。」盧教授說：「他是自閉症，當然口語溝通能力弱，可是他的情緒穩定，社會適應表現也還可以，待在普通班比較有機會學習人際互動和溝通。」旁邊的陳老師向盧教授說明兒子的數字演算能力，盧教授便接著說：「而且他還有數學的優勢能力，我還想要研究他呢！」盧教授又問我的想法，

我說：「我希望將兒子安置在普通班，同時接受資源教育，但是我們在暑假期間召開過臨時安置會議，國小的導師、組長和資源班教師都建議兒子應該安置在特教班。」

家長代表說：「張媽媽，當初我兒子也是要安置在特教班，但我覺得兒子在普通班較有機會學習，堅持把孩子安置在普通班，我覺得當初的堅持是對的。」盧教授看著其他人員，提議他認為兒子應安置在普通班，並接受資源教育。我也同意了。

我看到身旁的特教組長臉色發青，她小聲說：「普通班教師不太懂自閉症的孩子耶！我們學校有一位在普通班上課的自閉症學生，他許多行為造成老師很大的困擾，所以老師們都會『聞自閉症色變』。」我也補充：「我兒子有過動行為，有時會坐不住，隨意到教室外走動，擔心造成老師的困擾。」盧教授說：「沒關係，學校可以申請教師助理員，在旁協助他啊！」組長問：「那可以申請多久？」盧教授說：「等孩子慢慢適應學校環境後，當然就要慢慢撤除啊！」

就這樣，兒子在會議隔天便轉到普通班上課了。

媽媽的真心話

一開始我的想法就是在兒子小學畢業後，轉銜到國中就讀普通班。雖然當時的評估教師認為兒子的溝通能力與社會適應表現弱，但我自己很清楚，兒子在特教班更難有與同學溝通和互動的機會，而且特教班學生的障礙程度較為嚴重，我希望兒子在普通班學習人際互動，雖然特教組長也認為自閉症安置在普通班會造成許多老師的困擾，但教育局同意給予教師助理員協助，這也合乎我們的需求。

鑑定安置會議是經過教授、治療師、教育局代表、家長代表、學校行政、心評教師與家長共同商議以決定適合學生的安置，其中家長的意見非常重要，當然家長也要對自己孩子的需求和能力瞭若指掌，若孩子平常自理能力沒有嚴重問題，建議極力為孩子爭取權益。

兒子喜歡普通班

兒子第一天到普通班上課。普通班教室在二樓，特教班教室則在一樓。他回家後，我問：「敦捷，你喜歡在二樓還是一樓上課？」兒子回答：「二樓上課。」

我一向不在意兒子的課業，只要他安全和快樂就好了。兒子也很幸運，他的導師能夠接納他，常常找時間跟他聊天。剛轉到普通班時，我曾接過導師幾通電話。由於自閉症者的行為有一套固著模式，當他腦中認定了小學的上課時段後，即使國中作息和國小有異，他也不為所動，繼續國小的作息時間表，也因此造成老師不少困擾。

由於國中規定的到校時間是七點半，比小學的七點五十分提早了二十分鐘，然而兒子升上國中後，仍然維持著小學七點五十分到校的習慣，引起不少困擾；又有一個星期三中午，老師說在學校找不到兒子，不知道他跑到哪裡去了。我急忙趕回家尋找，結果發現兒子正在洗澡。因為星期三下午，兒子就讀的小學只有半天課，我便回電話告訴導師：「因為小學的星期三是半天課，他剛上國中還不太適應，所以擅自跑回家，我會再跟他溝通。」

兒子除了這次跑回家裡，還有幾次不在教室的記錄。後來被老師發現，他有時候會跑到輔導室喝水、有時候跑到活動中心的游泳池旁，坐在那邊玩計算機。不久後有教師助理員在旁協助，這種狀況改善很多，開學一段時間後，兒子的幾位專任教師認為兒子很乖巧，建議學校應該慢慢撤除教師助理員的協助。

兒子除了在普通班上課外，另外接受資源教育，教師與我召開個別化教育計畫會議，希望我可以提供一些教學建議。我說：「他的語文能力非常差，不會造句，但他喜歡寫功課，學校出的作業，我會在家教兒子。至於數學，我覺得學校大概也很難教他。我相信老師的教學，只要他快樂學習就好了。」

兒子在普通班學習群體相處，到資源班接受國語、數學和英文，但遺憾的是國中資源班亦與國小一樣，未規劃社交技巧訓練。兒子在普通班待了一段時間，我又問他：「敦捷，你喜歡在樓上還是在樓下上課？」他的回答還是和之前一樣，我確定兒子本身也比較喜歡普通班，就足夠欣慰了。

媽媽筆記 行為契約

兒子剛上國中時，仍然堅持小學作息導致遲到，我也困擾了許久。後來和兒子定下行為契約，用他當時喜歡的物品作為條件交換，對有固著行為的特殊孩子而言，只要他清楚規定，自然就能遵守。

我拿出一張紙，在上面寫下條件：「每天七點三十分到校」，並且畫出每日按時檢查的空格，若有準時到校，則在空格打一個勾，並告訴兒子，如果集滿一定數字的勾勾，則可兌換一個他當時喜歡收集的塑膠名牌。之後請他複誦紙上的契約並且簽名，確定他真的理解契約意思之後，兒子就再也沒有遲到過了。

並非每個孩子都適用行為契約，要確定孩子的理解能力沒有問題，並且有投入固著行為的物品可作為交換條件，實行起來會較順利。另外，行為契約一次只能針對一個行為，如果同時規範多項行為，孩子反而無法遵從。

媽媽筆記

顛倒問題選項

自閉症孩子的聽、理解能力較弱，若在無法理解語意的狀況下，別人詢問他們問題，他們會無意識跟著後面的選項回應。我曾在特教班遇過一位學生，我問他：「你是男生還是女生？」他回答：「女生」，當我調換順序再問：「你是女生還是男生？」時，他又回答：「男生」，這是因為孩子不理解「男生」和「女生」的語意，當我拿著圖片問他時，他就能正確地回答：「我是男生。」

因此當我問兒子問題，不確定他是否理解語意時，會將選項顛倒過來測試他的回答。兒子就讀國中時，我曾顛倒選項兩度詢問他：「喜歡在樓上還是樓下上課？」他的答案都是樓上的普通班，表示他的確能夠理解語意，並且真的較喜歡普通班的學習環境。

與資源班教師溝通

兒子國二時，有一天晚上九點多，我接到資源班教師的電話。老師說：「敦捷在學校這麼久了，他的脾氣一向很溫和，情緒也穩定。但是他今天發了好大的脾氣，以前都沒看過他像今天發這麼大的脾氣！」我問：「他為什麼發脾氣？」老師說：「他今天要到資源班上課前，同學想告訴他：記得上課鐘聲已響完，不能待在外面不進教室，另一位資源班同學拉了他的手，他就生氣了，跑去打沙發，還好沒有打人。」

我說：「敦捷的脾氣很溫和，他絕對不會打人，以後如果再有這種情形，請同學用嘴巴提醒，不要動手去拉他。換成其他同學，也不喜歡被隨便拉手吧！」老師回說：「好，那我知道了，我會提醒同學注意的。」直到下一次會議時間，我特別詢問老師，兒子是否曾再度大發脾氣？老師說那一次之後，就沒有看到兒子再發那麼大的脾氣了。

媽媽筆記

觸覺防衛

自閉症是屬於先天性腦傷，許多自閉症者在感覺統合上有明顯的障礙，有些對於觸覺極為敏感。他人的輕碰、新衣服的穿著或是衣服的標籤都會讓他們覺得不舒服，這是因神經傳導調整功能的障礙之一。以兒子為例，敦捷對於不熟悉的人，不喜歡讓他們靠近，也不喜歡讓人碰觸。面對家人時，觸覺防衛則比較輕微，但即使對方是媽媽，仍不喜歡被擁抱。

除了觸覺之外，自閉症孩子的感官功能容易較一般孩子異常。常聽見家長抱怨自閉症孩子對溫度特別敏感，明明碰到溫水卻喊燙，或是父母輕輕拉扯，孩子卻大聲叫痛的案例。兒子除了觸覺防衛行為外，我也發現他的聽覺較一般人敏銳，而味覺則較為遲鈍。例如在捷運尚未進站前便會先摀住耳朵；特別喜歡番茄醬，無論吃海鮮麵、牛肉麵、鍋貼甚至水餃都一定要加番茄醬，在飲食上相當重口味等。

我常問敦捷：「媽媽抱抱好不好？」他大多時候都會說「不好」。但有一次走在路上，天寒地凍，兒子習慣一個人走在前面，我便叫他回來，問：「媽媽好冷，可以和媽媽牽手嗎？」兒子卻同意了，放慢他習慣的步伐，和我牽著手走了一段路。

身為母親，多少會希望和兒子有較為溫馨的互動，在擁抱或肢體接觸時，或許也曾因為自閉症孩子的觸覺防衛行為感到受傷。但若能接受這是孩子天生障礙的一部分，先以口頭詢問觸碰的意願，漸漸摸索出孩子的接受界限，對親子間的感情培養都較有幫助。

媽媽密技

觸覺防衛行為是來自神經傳導調整功能的障礙，與其強迫自閉症孩子習慣他人觸碰，不如理解孩子的特殊之處，以口頭對話代替肢體碰觸。

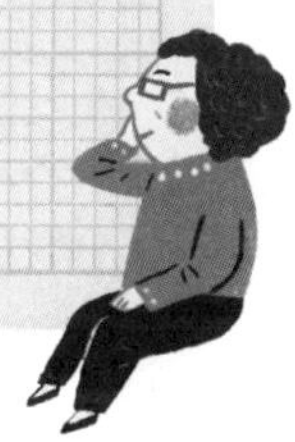

媽媽筆記

國中階段教養建議

兒子在國中階段情形大致與在小學階段相同。孩子逐漸長大，大部分的自閉症者亦有交友動機，但缺乏人際互動能力，教師此時應引導同儕加以協助，導師對於特殊孩子的接納是最為重要的；同時建議家長可請資源班教師提供社交技巧能力教學，我們的孩子學得慢，但並非學不會，需要學校跟家長一起努力。

高職階段：就學還是就業？

決定報考職業學校

兒子就讀國三時，我又開始焦慮要如何安排他的未來。如果讓他讀一般私立高中，學校的特教資源不夠，我擔心老師無法輔導特殊學生，而且一般高中的教育是為了繼續升學而準備，兒子的能力不足。左思右想，決定讓兒子讀職業學校。

特殊學生的十二年教育安置分為台北市和台北區兩區，我們只能選擇其中一區，考量到交通問題，我選擇了台北地區，依離家距離的遠近選填志願，我填了海山高工、鶯歌高職、穀保商職和能仁家商，最後才是林口啟智學校。

弟媳國中時的老師當時在某高職任教，我們一起到學校拜訪。弟媳的老師帶我們去見輔導主任，我提出希望兒子進入高職後，能在綜合職能班就讀，因為一般高職有普通學生，可以增進兒子的人際互動能力。他向我們解釋，學校只有一個特教班，特殊生與普通生的互動機會不多；而且特殊生必須參加聯合考試，再依據分數分發，最後即使沒有考取普通高職，也還能就讀啟智學校。他說一般家長認為啟智學校名稱不好聽，但其實啟智學校的特教資源較為豐富，更能提供特殊生較充實的教育。

專注罐頭食用期限，未遵守指導語

考試當天，我請假帶兒子搭計程車到林口參加考試。到了啟智學校，許多家長和考生已經在場等候，我和身旁的一些家長聊了起來，分享到兒子的事時，那些家長都聚精會神地傾聽，同時也適時地回饋。就在我們聊得起勁時，學校一位主任走過來，他聽到我們的談話，向我表示希望兒子到學校就讀，但我心裡仍然希望兒子能有機會考進一般高職。

考試時間，孩子們都在二樓考場筆試，我在家長休息區等候，但實在靜不下心來，便與旁邊的家長聊天。好不容易聽到鐘聲響起，我上了二樓等兒子出來，又帶領兒子到第二關考場應試。第二關考試總共有三關實作，完成一關再到隔壁教室繼續測驗。我在走廊觀看，第一關實作要考生照著眼前的範例來擺放手上的罐頭，主考人員宣讀指導語，說動作愈快愈好，而且要正確。但兒子哪管這些指導語，只顧著看罐頭的保存期限，直到主考官催促他要快一點，他才慢慢地將罐頭擺好，我在外面看得十分心急，實在很想衝進去叫他加快速度，但他的情緒穩定，我只能觀看而不能出聲；第二關是老師示範拿水壺倒水，將裝好水的杯子拿給老師，再把杯子收好放在盤子上，他倒是能照著完成。

兒子對數字非常好奇，即使在考試中，老師說要正確、快速時，也不願遵照主考人員的指導語行動，只在乎保存期限的數字日期。這是自閉症的固著行為，他只專注在他有興趣的事情上，根本不在乎正在考試。

考試結果出爐，兒子還是被分發到林口啟智學校，我也坦然接受了這個事實。

一個階段結束，另一階段的煩惱

兒子進入林口啟智學校到畢業這段時間，我開始煩惱他的未來，是繼續升學還是就業？二〇〇六年就讀博士班二年級的時候，我選修了一門與人際溝通相關的課程，我在下課時找老師談了兒子的事情，提到兒子是自閉症，對數字很敏感，數學演算能力很好，可是沒有辦法參加一般筆試。老師回答：「沒關係，教育部明年起針對身心障礙學生，會有一些學校辦理獨立招生，那種不需要筆試，到時候妳再上網看看。」

兒子預計在二〇〇九年六月畢業，不是馬上要接受考試，我便先上網了解。得知九十六學年度開始舉辦身心障礙學生大學獨立招生，全台總共有八間學校開放名額，而北部地區有華夏技術學院與德明財經科技大學兩間，心裡暫時有個譜。

二〇〇九年初，我再上網查看有關獨立招生的報名資訊，這一年北部地區多了一所東南科技大學，總共有三所學校參加獨立招生。我想報名的時間未到，便將注意力轉移到兒子的學業上，等到我再上網查詢時，發現隔天就是報名截止日。當時正在放寒假，我打電話給學校詢問能否補寄資料，校方回答不行，這事也就無法順利辦成了。

職前訓練的困難

高職三年級時，林口啟智學校會安排學生們參加工作實習，兒子被安排在校內的合作社幫忙。他可以將東西上架、擺好、點數量，但他的溝通能力和人際互動實在太弱，而且也常我行我素，經過評估，無法到庇護工廠或其他職場工作。我雖然不奢望他能出門工作，但也擔心他沒有能力繼續升學。每當兒子轉換到新的階段，就是我傷透腦筋的時候。不管是工作或升學，對他來說都是非常困難的事情，但是兒子的未來，也只能依賴我這個媽媽來幫他規劃。

到星兒工坊接受訓練

兒子畢業那一年，本來可以參加兩種考試：一種是身心障礙學生大學獨立招生；另一種則是身心障礙學生升學大專校院甄試。前者不需要筆試，但是需要資料審查以及口試，兒子的口語表達能力最弱，筆試對他而言更加困難，升學之路困難重重。既然無法繼續升學，我又得上班，白天無法照料，兒子又沒有辦法到外面工作，總不能讓他每天在外面玩吧！當我一籌莫展時，之前的教師助理員告訴我可以找第一發展協會詢問。那時大概是四月中，我打電話給協會，知道到他們有服務身心障礙成人的計畫，但他們只招收重度障礙者，並告訴我名額已滿。

我問了幾位朋友有關職訓的資訊。在五月時，學校發了一份自閉症總會附屬的「星兒工坊」的職業訓練資訊，我打電話過去，那邊的社工說需要評估孩子的能力，我請她們預留名額，我會盡快帶兒子去做評估。

六月中請假帶兒子到自閉症總會評估，社工拿了一份評估表格，評估項目包含生活能力、認知能力、社會能力、溝通能力、感官知覺特殊性與情緒反應等。社工從我的口中得知兒子可以自行搭乘交通工具，這是很重要的考量點，如果他無法自行前往，家長就必須要每天接送。社工示範後請兒子照著口令試做香皂，兒子的表現差強人意，勉強可以過關。

社工要我等候一段時間再告知結果，等待了幾天，我主動詢問，社工告訴我兒子可以過去接受職訓。於是暑假來臨後，我與兒子一同出門搭乘捷運，到了職訓場所之後，我再步行到學校做功課。這個暑假，我們兩人都是一同出門，分別在不同的地方各自努力奮鬥。

工坊職訓階段：一波三折的煎熬抉擇

暑假結束之後，我白天上班，兒子自己搭車去工坊。剛開始我常打電話了解兒子的出席狀況，確認他是否能遵守時間，並請一位老師幫我記錄他的學習情形。她告訴我他們的職訓課程有園藝、代工、團體活動與輔導課等，有時候會在教室，有時也會帶孩子到室外活動或到代工廠工作。團體活動包含體能、聽音樂、律動與社區服務。兒子在團體活動時大多從事個人活動，如專心寫數字或玩計算機，偶爾才應付著參與一下子；他的工作態度也不佳，對於包裝糖果、貼貼紙或拆裝燈泡組的托盤等代工工作常敷衍了事，老師督促他盡快作業時，他有時會產生牴觸情緒，開始咬自己的手背。

在工坊最主要的問題是兒子的出席狀況。先生去大陸不在台灣時，他常常下午才到工坊，社工及老師大傷腦筋，打電話要我過去處理。總會的副祕書長告訴我：

「敦捷常常遲到，我們無法把握他的行蹤，請妳與他溝通，如果他再這樣，可能會請妳簽切結書，我們無法負責他在外面的安全。」

我早就料想到先生不在家時，兒子就會雲遊四海，於是我用兒子喜歡的食物與他約法三章：他早上先跟我說晚餐想吃什麼，我會打電話詢問老師他到工坊的時間，只要他能準時到，晚上就會帶他去吃他早上點的東西，如果當天遲到則沒有選擇餘地。這招果然有效，雖然他參與訓練課程的狀況仍然不夠積極，但至少改善了出席率。

媽媽密技

和自閉症孩子約法三章的內容不僅要明確，時間範圍清楚無灰色地帶，開出的交換條件也必須（１）對孩子有吸引力（2）可逐次重置，不至於無限累加導致父母無法負荷，如一次多給十元等（３）兌現頻率與要求內容相同，如去工坊的日子必然出外吃晚餐等。

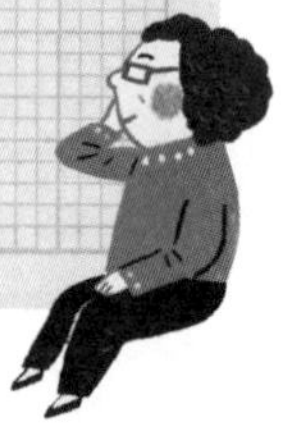

要求考大學，媽媽極度焦慮

兒子在自閉症工坊受訓約一、兩個月之後，他跟我說不要去上課，我問他要工作還是要讀大學？他說要讀大學。我說今年沒辦法考試了，還要在工坊上課幾個月，等到明年才能考大學。他算蠻乖蠻認分的，就這樣，他有好幾個月沒再提起要讀大學的事情了。到了隔年一月，我上網查詢有關身心障礙學生升大學獨立招生的事宜，這是第三屆舉行，華夏沒有招生，台北地區有兩所學校：德明財經和東南科大。兩間學校同一天考試，德明在內湖，東南科大在深坑，我幫兒子選擇了距離較近的德明，上網幫兒子報名，考試分資料審查和口試兩種成績。

我心想：溝通極有問題的兒子如何參加口試？便打電話給學校表明我的憂慮，校方回應：「不要擔心，我們問的都是基本的問題，不會太難。」學校要求的資料是畢業證書和歷屆成績單，我不知道還要準備什麼資料，就幫兒子打了一篇很簡單的自傳，提到兒子的特殊才能，以及我為兒子從商界轉行到特殊教育的歷程。

沒隔幾天，我接到招生小組的電話：「請問張敦捷沒有上過一般的國文和英文嗎？」我說：「沒有。他上的是綜合職能科，不是一般的普通高中。」一聽到招生小組如此詢問，我心中再度焦慮起來，兒子到底要如何應試呢？但反正報名費都繳了，也只能聽天由命，放手讓他參加考試，結果就不是我所能掌握了。

對於考試事不關己

考試當天，我帶兒子到德明應試。簽名報到後，一起在休息區等候。

原有三人報考本科系，現場有一人缺考，也就是會從現場兩人當中錄取一人，我想有一半的機率，可以抱持希望。在休息區等候時，兒子仍然在玩手中的計算機，好像考試跟他一點關係都沒有。直到老師來叫名字，她手上拿著一張單子，先叫兒子照著讀一遍，然後叮嚀他進去應試時要大聲讀出上面的字。我跟兒子到了教室前，交代他把計算機放在口袋裡後，便在外面等候。

招生組組長看我十分焦慮，與我走到休息區的走廊聊天，她叫我不要擔憂：「我看了很多學生資料，對妳這位因為自閉症兒子而轉行當特教教師的媽媽很有印象，真的很佩服妳呢！」

口試時間只有八分鐘，但我在外面似乎等了好久好久，直到有老師來叫我：「張媽媽，請妳進來一下。」我一進教室，看到計算機放在桌上，驚訝地問兒子：「媽媽不是說考試時，不能把計算機拿出來嗎？」四位坐在兒子對面的考試委員看著我，其中一位男老師說：「沒關係，那是我們叫他拿出來的。他的數學計算很厲害，我們剛剛還請他當場開根號。」一位女老師說：「他寫的數字很漂亮，剛剛還看過他的一本書，上面寫了密密麻麻的數字。」跟兒子出來之後，我想口試委員很親切地與我聊天，勝算應該很大喔！

另一位考生和他的爸媽迎面而來，一起走向考場，我瞥見那位考生手上拿著厚厚一疊檔案，心裡又不免擔憂，我們什麼資料都沒有準備，是否會影響考取機會呢？回家之後打電話給弟媳提到此事，弟媳說：「我們敦捷的資料都在他的腦袋瓜裡面，安啦！有什麼好擔心的？」我又稍稍安心，就只能準備等待好消息了。

考試當天，擔心的事情還是發生了

除了獨立招生外，我也幫兒子報名了身心障礙聯合甄試，考場在輔仁大學。考試當天早上，先生開車載我們到考場，我想我們已經早到了半個多小時，沒想到上了二樓教室，幾乎已坐滿了考生和家長，看到很多考生在看考古題，一直在畫重點，家長在一旁不斷叮嚀孩子。

我看看兒子，他仍然悠哉地玩著計算機，一點也不像要準備考試的學生。我本來也想把考古題印出來，但網站沒有提供解答，很多題目我甚至也不會，想想就做罷了。

到了考場的走廊，已經有不少考生在座位上，我查看跟兒子報考相同科系的考生有六位，心想幫兒子報了三個志願，也就是有一半的機率。

我跟兒子進了教室，我拿出准考證，核對與准考證相符的座位，告訴兒子這就是他的座位，但我走出教室，回頭一看，兒子還在走道上走來走去。

我跟監考人員說：「老師，對不起，這是我兒子的准考證，他有點搞不清楚，等一下考試鐘聲響時，可不可以請老師帶他到座位上？」監考老師說：「張媽媽妳放心，我等一下會把他帶到座位上。」

監考老師的協助

考試鐘聲響了，看到監考老師把兒子帶到座位上，我才安心離開教室。從考場出來，休息區已坐滿家長，我找到一個空位坐下來，打電話給朋友抱怨考題太多語文理解，對自閉症者相當困難。掛斷電話後，旁邊一位女士對我說：「我兒子也是自閉症，他是亞斯伯格，妳如果對於考題有意見，可以上特殊教育小組的網站去反映。」我們開始聊了起來，才知道她的兒子當初就是我在東區特教資源中心聽到的一位拒學個案。大約過了半個小時，接近可交卷時間，我便起身到門口等待兒子。

等了幾分鐘，看見兒子朝我的方向走過來，那位監考老師跟在他的背後。兒子將准考證交給我，老師問我：「張媽媽，請問妳這兩天都會坐在哪裡？等每節考試過了四十分鐘以後，他如果想出來，我就把他帶出來交給妳。」，「另外有一件事情要告訴妳，妳兒子把答案寫在試卷上，而不是寫在答案紙上，而且他在試卷上寫了自己的名字。」我問：「不是不能把名字寫在試卷上嗎？那不就沒有分數了？」那位老師說：「我剛剛打電話給大考中心，他們說只要把試卷和答案紙訂在一起，並請他在試卷上簽名，只要證明是他寫的答案，會從寬處理。」我說：「所以只要他寫得對，就能列入計分嗎？」又問：「可是他有寫A、B、C或D的答案嗎？」老師說：「有。我不知道他寫的答案對不對，但只要他寫的答案是對的就能列入計分。」聽了老師的話，我如釋重負。當初最擔心的就是兒子不會把答案填在答案紙上，雖然考前我曾反覆教兒子用鉛筆把答案畫在答案紙上，他還是一直把答案寫在試卷上；另外我也擔心他是否知道考試開始後，過了四十鐘才可以離開考場，現在親切的監考老師也幫我解決了這個難題。

考試時在試卷上畫住家附近地圖

第二天考試開始前，我和昨天一樣帶兒子到教室，然後回到休息區等候。前一天監考老師說會帶兒子到休息區，我便在休息區安心地等待。四十分鐘過後，我看到兒子走在前面，那位監考老師跟在後面。

「張媽媽，請問你們家是不是在板橋海山高中附近？」我說：「有一段距離！但也能算是附近，你怎麼會知道？」老師拍拍手說：「妳兒子很棒，他寫完答案後，我看他在試卷上畫地圖，他把海山高中附近的地圖都畫出來了，畫得很詳細。他的空間邏輯很強，我想他的優勢能力一定比我好！我之前只聽過自閉症這個名詞，但並不清楚自閉症的一些狀況，這兩天我也從敦捷的身上學習了不少。張媽媽把他帶到現在真的是很辛苦，實在很不簡單，令我非常佩服。」

堅持寫數字不進教室考試，媽媽給錢誘導

我們在休息區等候最後一科考試，兒子說要上廁所，往左邊方向走，我在座位等了一陣子，旁邊座位的媽媽替我擔心，我說沒關係，他自己會回來，不會迷路。過了幾分鐘，我還是沒看到兒子，便也起身往左邊方向一路找去，卻只找到飲料販

賣機。沒找到兒子，回座位以後，發現兒子已經坐著在寫數字。鐘聲響了，我催促兒子趕快進教室，他還在一直寫數字。我把他送到教室外面的休息區，才往回走了幾步，兒子又衝出來，那位監考老師跟在後面。兒子說：「紙，紙不見了，紙不見了。」他回到我們的座位，找到一張寫了數字的紙，我叫兒子趕快去考試，他堅持要繼續寫數字，一邊寫一邊讀，沒有理會我說的話。老師說沒關係，鐘聲響後二十分鐘以內都還可以入場考試。話雖如此，我只好使出殺手鐧，用他最執著的物品引起他的注意力：「敦捷，趕快去考試，媽媽給敦捷一百元。」他說：「好。」我便拿出一百元給他，他不是用手來接，而是拿著透明塑膠袋，要我投進去。我跟他說，拿了錢要把紙交出來，但他堅持不把紙給我，老師請他把紙放在口袋裡，他才願意跟著老師回教室考試。

最後一科考到十二點，但是才剛過四十分鐘，兒子馬上就出來了。這兩天都是這位監考老師帶他過來休息區，我謝過這位老師，跟兒子走出校外用餐。兩天的考試總算結束了，擔心的事情也沒能避免，幸好最後問題還是靠監考老師的耐心及平日和兒子的默契來驚險解決。

媽媽密技

當孩子陷入自己的世界，對外界訊息缺乏關注時，可採用孩子平常固著行為最強烈的嗜好來吸引他的注意力，並提出能夠讓孩子滿足的交換條件。

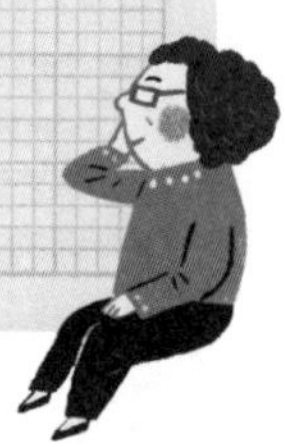

媽媽的真心話

我們常對未知或無可預期的事情感到焦慮：擔心孩子要怎麼考大學、怕他考試時間未到就先離開教室、怕他把答案寫錯地方、怕他考試不專心寫別的東西……怕這怕那的，但最後事情總是會過去。

我們自己必須在情境中學習到先放開自己的心胸，這當然非常困難，總是得一點一滴從生活中磨練和學習。如陪兒子參加考試時，為了不影響考試情境，我往往會尋求監考人員的協助，主動告知兒子的特殊情況與行為模式，這樣也可減輕在外等候的焦慮。

林口啟智學院頒發表揚狀

放榜後，兒子考上黎明技術學院。我打電話給兒子的高職導師分享喜悅。老師聽了很高興，要我向兒子說聲加油。隔天老師再來電，說他跟學校說了這件事情，學校要頒發獎狀嘉勉兒子，詳細情形教務主任會打電話跟我聯絡。

幾天之後，教務主任來電邀請我可否在七月二日下午一起出席結業典禮，校長要公開頒發獎狀表揚兒子。我說我還要上班，不太方便，可否在暑假時間約在校長室聊聊就好，不用那麼慎重公開表揚。主任說她會跟校長說並確認校長時間再與我聯繫。

那年暑假正式開始後，兒子照舊去工坊上課，我跟他同路搭車到附近的教育大學研究室打論文。過了一個多星期，教務主任來電詢問：「校長問可不可以約在七月三十日，請妳帶敦捷來學校？因為那天是國際中日星兒排球聯誼賽，校長會在學校。」

當天下午到了校長室，校長人不在，組長帶我們到舉辦排球聯誼賽的活動中心，比賽已經結束，正準備頒獎。校長邀請我和兒子坐上講台，我們受邀坐下，心想這不是貴賓席嗎？看來比一開始我預期的在主任辦公室「隨意聊聊」還要盛大，不免有些措手不及。

聯誼賽由中華民國自閉症總會主辦，台北縣自閉症服務協進會和林口啟智學校協辦。台下的隊伍分了數組，每組各有其隊名，有特攻隊、星兒隊和辣媽隊等等。

此時校長拿起麥克風宣布：「今天要表揚學校畢業的一位學生張敦捷，他今年考上黎明技術學院，我們請他來台前領獎。」校長回頭看兒子還坐著寫數字，便邀請我和兒子一同上前。

不知要上台，堅持玩計算機

我叫兒子把紙和計算機放在椅子上，兒子不應。我向主任借了麥克風，先向台下解釋：「對不起，沒想到場面這麼盛大，台下有這麼多人，我只跟兒子說要來林口學校，校長要頒發獎狀鼓勵他考上大學，我們事先都不知道要上台。」旁邊的日文翻譯員一邊翻譯給台下聽。我繼續說：「孩子很純真，他不知道要領獎狀，我只好找出他的增強物，這是他最喜歡的五十元硬幣，我來試著吸引他的注意力。」桌上擺了許多獎盃和獎狀準備要頒發，怕耽誤到流程，我走到兒子的面前，從皮包裡拿出一包零錢，跟校長解釋這是我教學用的錢幣，我要找一枚出來，翻找了一下，裡面大多為一元、五元和十元，校長也請主任看看口袋是否有五十元硬幣，好不容易找到了一枚五十元硬幣，我把硬幣拿在兒子面前晃了一下，要他趕快把紙和計算機放下，他便收下錢幣，與我一起走到台前接受獎狀。

媽媽筆記

升學或就業的建議

兒子就讀高職特教班三年，第三年在校實習時，教師會與家長溝通、根據孩子的能力與興趣，希望能找出適合其工作之環境。從洗車、做麵包、洗衣服、在學校合作社擺放物品等。當初我為兒子選擇了合作社，但實習一段時間，教師表示兒子服從性不佳，大多埋首在玩他的計算機，畢業後無法至庇護工廠工作。

由於兒子的溝通和人際互動能力不佳，且因其固著行為模式，只對數字有興趣、喜歡玩計算機，對於目前適合身心障礙者的大部分工作，如烘焙、洗衣店、加油站或其他支持性的工作，他都沒有意願和興趣。許多人向我質疑過：為何不讓他去工作？也有人質疑我沒有約束孩子，但每位特殊孩子的特質與行為模式皆不相同，兒子本身的固著行為令他只選擇他喜歡的活動，對他而言，要找到適合的工作確實是非常艱難的。

溝通和人際互動困難是每個自閉症者的共同特質。然而有些自閉症的孩子，也許生活自理能力不比兒子好，但因服從性較好，可以在支持性的庇護工廠做簡單的工作。當家長面臨孩子的就業抉擇時，建議還是得依據孩子的能力、需求和態度，在求學和工作上做出對孩子最適合的選擇。

短暫的大學時光

入學前的預備

二〇一〇年八月，我帶兒子到黎明技術學院註冊。兒子是身心障礙學生，可以辦理學雜費減免。準備去用餐時，才發現辦理學雜費減免的切結書沒有蓋章，我告訴兒子，要先回家蓋章才能出來吃火鍋。回家途中我請他從我們常去的二家火鍋店中擇一：「敦捷，你要吃食神還是松阪屋？」兒子回說：「松阪屋。」我用他最敏銳的數字誘導他：「松阪屋比較貴，只能吃梅花豬肉喔！要兩百元。如果是食神的海陸鍋是兩百九十元，可以吃比較多喔！你要吃哪一家？」兒子便改選擇了食神火鍋店。我走在前面，兒子在後面邊走邊寫數字，走得非常慢，我急著趕回家蓋章，便先走一步，等我蓋好章，兒子還沒回家，我只好下樓找他。因為有了先前的經驗，知道他一定在火鍋店等我，松阪屋距離家裡較近，我先過去看看，一走進店裡，兒子已在裡面等待了。

我把食材放進去煮，兒子坐在對面仍不打算動筷子，我告訴兒子等等要去註冊，他依然沉迷在數字裡。我把他喜歡吃的東西裝在兩個碗裡，他才勉強夾了一、二口塞進嘴裡，動作依然緩慢，把我急得像熱鍋上的螞蟻。本來以為註冊時間到下午四點，還可以允許兒子悠閒。但一點四十分左右，我拿出資料來看，才驚叫道：「敦捷，是下午三點結束註冊，媽媽忘記了，吃快一點，十分鐘內吃完，不然來不及！」他聽到「會來不及」，便狼吞虎嚥地塞了好幾大口，我要求他在十分鐘內吃完，他也照辦了。

我們抵達學校時，只差幾分鐘就到三點了，幸好還能及時趕上。我拿出註冊單在櫃臺依序辦理，兒子則在我身邊埋頭玩計算機。要辦理學雜費減免時，承辦人員向我要身心障礙手冊，我在包包裡翻找，承辦人員看我神情緊張，親切地叫我不要著急，完成程序交出註冊單以後，承辦小姐告訴我：「已經完成了，妳可以帶敦捷去認識學校環境了。」

媽媽筆記

約法三章

兒子的生活步調非常慢，在趕時間的時候，無論是直接命令或柔性勸導，多半不起作用。如果只說：「吃快一點」，這個指令對兒子而言不夠明確。而兒子對時間相當有概念，因此在這種情況，我會問他：「敦捷，你還需要幾分鐘？」等他說出時間後，如果在允許的範圍內，我就會用堅定的語氣和他約好在時間內完成動作。而如上述案例，行程較趕時，無法讓兒子自由決定，我也會明確規定剩餘時間請他遵守。與自閉症約法三章需要明確的指令，且經互相溝通，確定孩子也有同樣共識時，才能順利進行。

媽媽密技

和自閉症孩子約法三章的內容必須明確，時間範圍清楚無灰色地帶，否則孩子無所適從，父母也會因孩子未做到要求而動氣。

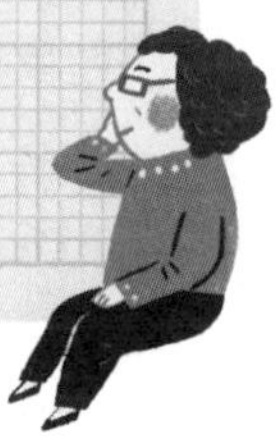

認識導師以瞭解兒子特質

我們往門口的方向走，此時，背後有一個聲音說：「教官，敦捷的媽媽就在那邊，你可以先帶他們去學生輔導處，了解他們有何需求和協助。」我停住腳步，轉身向教官致意，提到我之前便聯絡過學生輔導處人員，很樂意再過去進一步聊聊。教官說：「我們學校之前也有幾位自閉症學生，學校對自閉症有一些了解，但每個個案都不太一樣，我帶你們過去，你們再好好談。」

到了學生輔導處，組長帶領我們到裡面的辦公室，要我們稍等。不久後系主任走進來，此時兒子起身走到前面的飲水機，不發一語地拿起杯子就裝水喝，我根本來不及阻止。我便再次教導兒子，要先經過允許才可以倒水喝。輔導人員先將我的聯絡電話寫下來，並與系主任一起討論，希望我能主動提出希望校方協助兒子的方式。我說：「我想在新生訓練時陪兒子過來，希望當面與導師和同學說明他的特質，尋求他們平日的協助。」

系主任說：「張媽媽，敦捷的導師是一位年輕女老師，對學生非常熱心，我特別安排她擔任資科系的導師。但是那一天是新生訓練，導師也都不認識學生，這樣對導師來說壓力太大，希望妳能在那之前先安排一天過來，先讓導師看看孩子，妳跟孩子相處的時間長，最瞭解他的狀況，妳可以寫下他的一些特質和處理方式給我們參考，或許不是短時間就能了解他，但可以先有起碼的認識。」

我說：「我會盡量描述清楚，讓老師了解。你們看，他的想法就是這麼直接，像他口渴了，也沒有徵求你們的意思就倒水喝。不了解的人會說他的家教不好，但是我們的孩子要在當下情境教導。」我舉剛剛兒子擅自倒水的事情，解釋道：「如果他要倒水喝，我會問他：『敦捷，要跟老師說：我要喝水，可不可以？』他會直接回答可以。我之前的碩士論文是研究一位高功能的自閉症的溝通能力，我們知道溝通都會有一些意圖，他開口要求、拒絕都沒問題，但是對於請求允許的能力比較弱，這是我們孩子的溝通特質。」系主任說：「沒關係，我們學校也輔導過一些自閉症的學生，我們再來慢慢了解他。」

我再提出我的顧慮，詢問主任像兒子這樣不會表達，是否會影響他的學業？主任說：「這一點妳最不需要擔心。我們不像其他大學會要求學生課業達到標準。我們學校裡，連看起來很聰明的一般孩子也不太會考試，我們會用一些其他的方式，甚至個別化輔導來幫助學生順利畢業。何況敦捷是特殊生，我也會跟系裡的老師們溝通，對他的要求會與一般學生不同。」主任接著說：「敦捷雖然是自閉症，但我們盡量不要把他當做特殊孩子看待，讓他融入團體，如果真的有困難，我們也有資源教室，可以提供個別教導。」

系主任先行離開後，輔導組員說：「妳放心，學校既然開出特殊生名額，我們就會負責。」她接著說：「我們在九月中會召開IEP會議，到時我們會邀請系主任和系上所有老師參與，讓他們認識敦捷和提供適當的協助，到時也請妳一定要參加。」我一直向她表示謝意，她說：「妳不用這麼客氣，這是學校該做的。」我對於學校的用心和主動感到很高興，而且學校今年只開出一個特殊生名額。那位小姐也說：「妳一直很用心在做，冥冥之中就會有安排的。」

黎明那年只有資科系開出一個特殊生名額，因為系主任的親戚也是自閉症者。後來我也看了二〇一〇年身心障礙學生升大專校院的甄試簡章，才知道像東南科大和德明都開出不少特殊生缺額，然而學校是否有這麼多人力來輔導這些特殊生，我便不得而知了。比較之下，黎明技術學院相對負責，因為只開出一個名額，這樣該年度的特殊生就可以獲到比較全面的幫助。後來想想，兒子考上黎明，或許正是冥冥之中的最好安排。

兒子的脫序行為

兒子在黎明讀了一學期，三月初的一個下午，我請假去兒子的學校開會，主任邀請任課教師一同參與，希望舊任教師能夠分享與兒子的互動經驗以傳承給新任教師，這是期初的例行工作。接著在三月中旬，我又接到學生輔導中心主任的電話，告知兒子的曠課太多，如果曠課數超過二分之一，就無法參加考試；令我更煩惱的是，除了曠課之外，還有更大條的一件事情要處理。

據主任說，兒子在學校竟然去脫輔導中心一位老師的褲子！我既歉疚、羞恥，又有些不解，心想兒子怎麼會有如此荒誕大膽的行為？他小學時代曾去掀老師的褲管或長裙，但動手去「脫」真的是太恐怖了。

忐忑不安地到了學校，主任解釋兒子為了看那位老師的襪子，竟將她的褲子往上拉到快膝蓋的地方，經老師口頭制止仍阻擋不住兒子，最後才經一位在場的男老師從背後將兒子抱住。他因上回在宿舍的偷竊事件被記了一次大過，如果這次再被記一次大過，那麼他還有最後一次機會，但如果因曠課被扣考的話，就沒機會繼續待在學校了。我跟兒子溝通，並問他：「敦捷，你有沒有去學校上課？」兒子說：「有，有去學校。」我說：「你要進教室上課！老師說你沒有進教室上課。」兒子口氣有點急：「要去上課、要去上課。」我說：「對！要進教室上課，不然你會被退學。」兒子說：「不會被退學、不會被退學。」我繼續說：「不會被退學是你自己說的。學校主任和老師跟媽媽說你快要被退學了。」兒子又提高聲調說：「不會被退學、不會被退學、不會被退學。」越說聲音越大。

媽媽的真心話

我無法查證兒子主動想讀大學的動機。但之前在自閉症工坊的經驗，他會自己中途跑出工坊，因此我也擔心他進大學後沒去上課。剛開始我會送他到公車站牌，看著他上車，我再趕計程車回學校上班。我以為兒子這樣就會乖乖去學校上課，但還是被通知兒子常曠課。他自己雖然有意願想要讀大學，但上課就得待在教室聽課，聽講對他來說也不是容易的事情。

除了曠課時數過多，兒子在大學這段時間，他的問題行為不斷出現，看絲襪、隨便拿別人桌上的東西、進到宿舍拿同學的錢被監視器拍到……種種脫序行為讓校方非常頭痛，也讓我常常需要到學校開會，真的是疲於奔命、不勝其擾。

系主任建議兒子休學

因為兒子捲老師褲管和曠課事件，學生輔導中心主任要求我到學校開會討論，主任一看到我就說：「張媽媽，妳真的辛苦了，又要麻煩妳來學校一趟實在很不好意思。敦捷的曠課情形比起上學期更嚴重，等一下系主任會過來跟妳討論。」不久後系主任匆匆忙忙地趕了進來，一坐下來便急著對我說：「張媽媽，我知道敦捷最近又發生一件事情，我請輔導中心主任先不要往上報，因為她如果報上去的話，敦捷一定會再被記一支大過，如果他是因為這樣被退學，對他的名聲很不好，我想來想去，目前對他最好的辦法就是妳先幫他辦休學，這件事情也不用報上去處理。而且他曠課太嚴重了，就算繼續讀下去，可能很快就會被扣考，如果被退學的話就沒有機會了，休學對他是最好的方法，這樣他還可以保留學籍，等他有意願想要讀書時再繼續。」

輔導主任在旁附和：「系主任真的很替敦捷著想。」系主任說：「我一直在想怎樣才是對敦捷最好，也是這兩天才想到這個方法。」我也謝謝主任替兒子著想，並解釋我也知道兒子在學校製造許多問題，希望考慮一下再與校方聯絡。

主任說：「張媽媽，我覺得妳很偉大，把他拉拔這麼大，還讓他念大學。我們也因為敦捷學習到很多事情，這也讓我們更加了解自閉症。休學是給他一些時間，也同樣給輔導中心老師一些時間，她們最近的精神都因為這件事非常緊繃，我看她們都快撐不下去了，我想這樣對雙方都是好的。」系主任希望我與先生好好討論，但是我知道休學確實是對兒子最好的方式，隔兩天我直接告訴主任，我會親自去學校幫兒子辦理休學手續。

短暫的大學生涯畫上句點

我告訴兒子這個決定：「敦捷，你曠課太多了，媽媽要去學校幫你辦休學！休學的意思就是你不用去學校上課了，等以後有機會再去上課喔！」兒子說：「要去上課、要去上課。」我說：「不用去學校了，休學就是不用再去上課，等以後再去上課。」兒子再說：「二〇一一年九月再去上課。」我說：「等以後再說。」兒子還是說：「二〇一一年九月再去上課。」

其實我知道兒子一旦休學就很難再回到學校，因為他根本無法適應學校大環境，而且我已試圖完成兒子的意願，但試過之後，誠如女兒所說，大學對兒子根本沒有意義，就算大學畢業，兒子也不可能因此找到工作。於是決定放手，再次由我陪兒子一起尋找最適合他的道路。

我在三月底請假半天去學校辦理休學，當天導師和系主任不在學校，但交代教務長代理他們兩人簽名。辦完手續之後到教務長辦公室感謝他對兒子的關懷，他說：「張媽媽，我真的很佩服妳，妳真的很辛苦把敦捷拉拔到這麼大，我想這個過程一定很艱辛，絕不是我們一般人所能體會的。學校因為敦捷也學習到很多事情，我們歡迎他日後再回到學校，學校大門永遠為他開啟，校長也非常關心他，我們都希望他很快能再回到學校。」

我謝過教務長，走出學校大門，迎面吹來的風雖然很涼，甚至有些寒意，但我心中那塊大石頭暫時放下，一瞬間輕鬆了起來。雖然敦捷從此休學，證明我當初支持他考大學的選擇是不適當的，但現在又回到抉擇的起點，不用三天兩頭接到學校的電話，上班時直接飆淚了。

媽媽筆記 對台灣大專特殊教育的建議

兒子雖在數字能力表現優異，但台灣的大學並沒有提供特殊教育，學校無法依據他的能力提供個別化教學，且因兒子適應大環境困難，不斷呈現不適當的社會行為，如看老師的絲襪、偷竊和曠課等。學校雖有資源教室，但無法對兒子的問題行為與適應問題提供有效的解決方案，每次發生事件都只能是請家長到校處理或開會，無論對家長或校方都相當繁瑣疲累，作用亦不大。

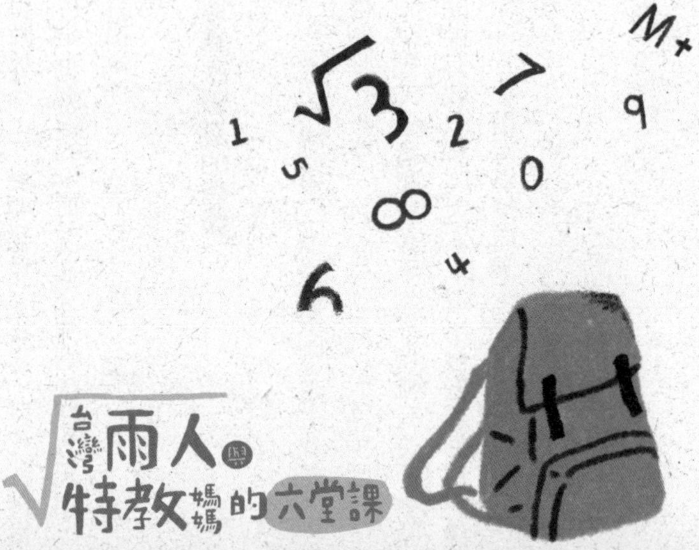
台灣兩人與特教媽媽的六堂課

除不盡的愛

第 3 課

「開根號」的孤獨星球

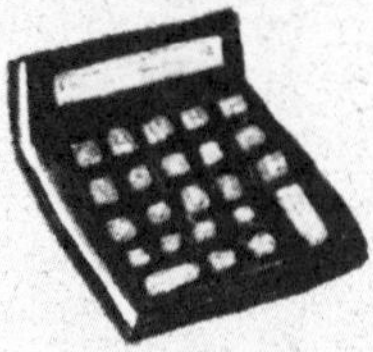

小學三年級時發現他會開二次方根以後，我就試了三次方根，我在紙上寫下：「9×9×9=729，729 的三次方根就是 9」，又隨意舉了兩個例子，再寫下其他問題，他便能馬上不遲疑地寫出答案。我想看兒子到底有多少能耐，便繼續試了四次方根、然後五次方根，接著六次方根……天啊！

好像他的腦子裡裝了晶片似的，答案馬上奇蹟般跑出來，根本不需要計算。

語言障礙

絕大多數自閉症孩子的內心世界非常敏感，對於主要照顧者或熟悉的人，他們是有感情的。例如敦捷看到我哭了，他會主動拿衛生紙給我，但因口語表達困難，不會開口安慰。我教導的學生當中，一位自閉症孩子看到老師腳受傷了，也會主動問：「腳受傷了？」此外，自閉症孩子也能察覺家長或老師臉部情緒，判斷對方是高興或生氣的。有些學者說他們在察言觀色上有顯著困難，其實就我實際經驗觀察，最主要的核心問題還是他們的溝通模式出了問題。我們的頭腦就如電腦的CPU一樣，我相信自閉症孩子的「輸入」功能不一定有大問題，但在輸出方面卻產生極大的困難。

口語表達與理性思考之間的鴻溝

自閉症孩子在口語上多有輸出障礙，在一般人眼中就是詞不達意的狀況。有時只聽他說出來的單字，連我也聽不出他想表達什麼，需要透過當下情境來判斷他破碎語句底下的思緒流動。

某一天，兒子要求晚餐吃頂呱呱。點好餐後，我想他當天中餐只吃了排骨和幾口菜，應該已飢腸轆轆，結果寫數字和玩計算機的習慣還是阻擋了他的食慾，餐點擺在眼前卻沒有去動。我便率先吃了幾根炸地瓜，從他的眼神知道他想阻止我，我便繼續拿了一根看他的反應，他還是沒開動。我又咬了一口炸雞，他說「不要」，我故意說：「那你趕快吃啊！」他才將計算機放下，拿起地瓜條，一條接一條，有時一次吃二、三條，沾番茄醬快速地塞入口中。

我叮嚀他吃慢一點，他好像怕我吃掉他的東西，趕快塞進肚子裡才安全，我跟他說：「慢慢吃，沒有人會搶你的。」他沒理會，吃完了地瓜條，馬上啃炸雞，快速地啃肉，精巧地把骨頭吐掉，肉吃得乾乾淨淨，真可以用「囫圇吞肉」形容。看他吃得差不多了，我催促他要和我去市場一趟，回頭看他洗了手，背起背包，我們才一起去搭公車。

在市場兒子又要求吃豆花，吃完後，我付了錢，他把找回的零錢放進他收藏硬幣的透明塑膠袋內，背起背包，準備起身要走時，突然對我說：「計算機、計算機。」我一路匆匆忙忙，沒注意到他是否把計算機忘在別的地方，便問：「計算機在哪裡？」兒子說：「在頂呱呱。」我又問：「計算機會不會放在市場的泥鰍攤？」他的心思被動搖，跟著我說：「泥鰍、泥鰍。」我們一起走到攤位，那個攤位已經收拾完畢，攤販也走了。我又問，會不會放在公車上？兒子便重複著說：「公車、公車。」我告訴他，如果放在公車上就找不到了，公車這麼多班，要怎麼找計算機？敦捷這時又說：「在頂呱呱。」我們便一路回頂呱呱去尋找計算機。

我們到了頂呱呱，他走到先前的座位，桌上沒有計算機，座位上有一男一女，女生看我們好像在找東西，就問我們是不是在找計算機，又告訴我們店員已經把計算機收起來了。兒子一聽到店員收起計算機，馬上走到前面櫃檯附近，從店員手中很快接過計算機和寫了滿滿質數的紙張，此時他緊繃的臉這才終於放鬆，露出一點笑容來。

媽媽密技

孩子口語能力不佳時，從關鍵字依情境分析出孩子的意思，對父母來說是相當重要的能力。

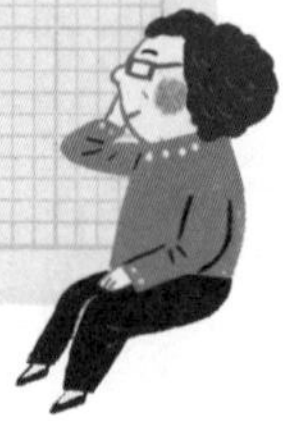

缺乏主詞、動詞、代名詞的表達世界

兒子平常說話大多只有關鍵詞，很少說出完整的句子，並且幾乎都說名詞，沒有動詞和主詞。像上面的事件中，他忘了將計算機帶在身邊，他只會說：「計算機、計算機」，他不會用：「我的計算機呢？計算機不見了，我要找計算機。」的完整句子來表達。他最多只會說：「計算機不見了、計算機不見了。」語意不完整，而音調較為急促。

兒子的口語需要從實際情境才能了解。譬如先生每個月都會去一趟大陸，兒子在之前就會說：「爸爸去大陸。」我說：「媽媽不知道爸爸什麼時候去大陸耶？敦捷要不要問爸爸？」他還是說：「爸爸去大陸。」我試探著問：「你是不是希望爸爸去大陸？」兒子說：「是」。先生去大陸時，我們通常會較晚回家。如果我催兒子快點回家，他還是會說：「爸爸去大陸。」但這時我就能知道他的意思是：「沒關係啦！爸爸不在家，他管不到我啦！」

另外，兒子很少使用代名詞，對於你、我、他等人稱也常轉不過來，他讀小學時，我花好長的一段時間教他分辨「你」和「我」。例如我站在他的前面，我指著自己問他，「敦捷，我是誰？」他回說：「媽媽」。我說：「你要說『妳是媽媽』。」

他便跟著說：「妳是媽媽。」，我又指著自己說：「我是誰？」他還是說：「媽媽」，我說：「你叫什麼名字？」他說：「張敦捷。」

因為他下課後要到安親班，我對他說：「敦捷，媽媽下班後來接你。」他會說：「媽媽來接你」，我站到他背後，抓起他的手指著他自己，「敦捷，是我。」我伸出食指指著我的胸部，我說：「我」，同時又握住他的手指著我，說：「你」。

當時想到一位學者曾提過自閉症的代名詞反轉異常，兒子也是如此。單單教他「你」、「我」代名詞轉換就大約花了半年的時間，仍然會把「媽媽來接我」講成「媽媽來接你」。後來我想，與其再繼續花時間教導「你、我、他」，不如改變教學策略，改用名稱代替代名詞。例如：「媽媽接小捷上課」、「媽媽上廁所，小捷在外面等媽媽」或「媽媽要市場，小捷要不要去？」等。有時候我也會再度使用代名詞，說出口之後，趕快再改回使用名稱，例如先說：「我帶你去吃火鍋」，再說「媽媽帶小捷去吃火鍋」。

父母身為孩子的教導者，要清楚孩子的溝通特質，不必執著要孩子達到和常人一樣的溝通能力。既然他代名詞反轉異常，那我就改用其他方式教導，能夠達到清楚溝通的需求是比較重要的。

媽媽密技

一開始以媽媽、小捷等名稱替換代名詞人稱，之後漸漸混用，同一句話以兩種稱呼各說一次，幫助孩子理解。

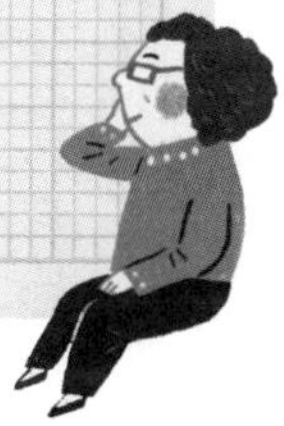

關鍵語詞代表需求

有一天兒子要洗澡，浴室的電燈接觸不良，他開了燈，過了許久電燈都未亮，我便問：「怎麼了？電燈壞了嗎？」他說：「修電燈。」我說：「媽媽不會修電燈，等爸爸回來再修理。」他繼續說：「電燈、電燈。」等了一會兒，燈還是沒亮，我便叫他洗澡時先不用關門，以免浴室太暗跌倒受傷。但他並未理會，直直走出浴室，把檯燈拿進浴室，再將門關起來。

兒子在國中時，我們到學校對面買制服，當時外面正在下雨，雖然撐著傘，但還是全身都溼透了。到了店裡，兒子馬上脫下鞋子對老闆說：「吹風機、吹風機。」

老闆把吹風機拿給他，他把鞋子放在桌上，將吹風機對著鞋內吹乾。兒子跟人借吹風機，卻只說「吹風機」三個字。不像一般人借東西時應該會使用：「老闆，拜託借我吹風機。」等語句，或將情況解釋得更詳細一點。這些例子很多，我跟兒子相處時間久，可以大致理解他的意思，但如果不了解當時的情境，大部分的人無法完全理解兒子為何會那樣說話，覺得他沒禮貌，或者不懂他究竟想表達什麼意思。

溝通能力逐漸進步

我曾聽說有些自閉症的孩子到了青春期，他們的溝通、情緒以及認知能力會出現退化情況。如果早期沒有癲癇症狀，有時也會在青春期發生。不過兒子很幸運，我所擔憂的事情都沒有發生，不但安然度過了青春期，溝通能力也在逐漸進步。兒子至今二十幾歲，雖然大部分的口語表達依然以名詞代表整句話，但我也逐漸發現，他對於「身體的感覺」方面的表達有顯著進步。兒子以前若是頭部不適，一律只會說「頭痛痛的」，讓我在旁瞎猜；但現在能漸漸分辨出不舒適的感覺種類。例如他會說：「頭暈暈的，按一按」，意思就是要我幫他按摩頭部；有時也會伸出手對我說：「手麻麻的，按一按」；也有一次說：「腳刺刺的，要擦藥」，原來是他腳底長繭。聽兒子漸漸能說出不同的感覺形容，我覺得非常欣慰，對一個自閉症者來說，能說出不同的感覺和感受，是一大進步。

某天，我在學校寫故事，快六點才離開，整層樓只剩下我和兒子。我們一起去了美容院，我在地下室洗頭，他則在櫃檯前面的沙發上打計算機和寫數字等我。我花了約一個半小時，到櫃檯結帳時，小姐告訴我兒子今天看起來比以往焦慮，不但一直咬拇指，而且還說了幾次「好煩喔、好煩喔」，她建議我試著安撫兒子。

那天是星期五，十一點多兒子回到家時，我叫了他幾次，但他不理會我，逕自待在房間一下子，又走到浴室放水、回到房間，再過幾分鐘，走進浴室洗澡，全程似乎都沒聽到我在叫他。我決定耐心地等他洗好澡出來，在兒子回房間的途中，我叫住他並請他過來。

「請小捷過來，媽媽有話要跟小捷說。」我在紙上寫著：「好煩喔！咬拇指」，並在這些字的下方分別寫上：「太累了」、「數字想不出來」和「爸爸快回來了」三個選項。我耐心地問：「敦捷，媽媽問你喔！你在美容院說了三次好煩喔！又一直咬拇指，可以告訴媽媽為什麼嗎？這裡有三個原因，可不可以選出是哪一個原因呢？」兒子看了三個選項，他馬上將「太累了」圈出來，我說：「就是啊！你一直寫數字真的很累耶！太累了，你就要把計算機放好，先休息一下呀！以後你如果太累的話，你要怎麼辦呢？」兒子說：「休息一下」。我便重複誘導他：「對呀！太累了就是要休息啊！」

媽媽密技

當孩子口語能力表達不佳時，可由媽媽透過「選擇題」方式，讓孩子傳達感受。

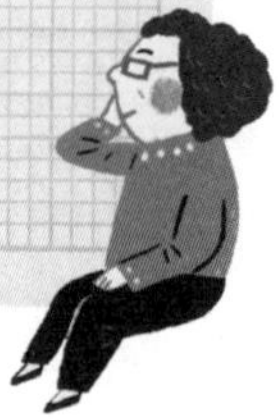

媽媽的真心話

在我的印象中，之前好像從來沒有聽兒子說過「好煩喔」之類充滿強烈情緒的語句。聽到美容院小姐的轉述，一則以喜、一則以憂：喜的是兒子能將他的情緒表達出來；憂的是不清楚兒子到底為什麼會心煩。我知道兒子無法適切表達，因此必須依據當時的情境假設幾個原因讓他選擇。欣喜兒子的表達又進步了的同時，我也不禁擔憂，最熟悉兒子的我，可以從可能的情境幫他過濾、釐清他的感受，但也不可能百分之百精準，萬一他還有其他的想法是我沒想到的呢？而且絕大多數的人就算聽到他的表達，又有幾個人能夠用這種方式來層層了解他的情緒呢？我知道這樣的口語表達，對許多自閉症者而言是令人振奮的大進展，但為人母親，雖然會覺得欣喜，心中總是有些不捨，因為自己未來陪伴兒子的時間有限，能如此了解他的人實在是太少了。

理解能力進步：聽得懂「反話」

一般人都說面對自閉症孩子，溝通語意必須明確，因為孩子聽不懂彎來繞去的話，當然大人若是說反話，特殊孩子也聽不懂。

當我和兒子出門時，兒子常用我跟不上的速度自顧自走在前面，屢說不聽。因此一次和他相約到新莊吃一間新開的火鍋，當兒子又獨自消失在人群中，我便自己轉身回家。等他回家時，我已準備好其他晚餐，並告訴他如果下次再自己走太快，媽媽一樣會自己回家，而他就會損失掉想吃的一餐。

兒子似懂非懂，然而下一次，當我和兒子出門，他的步伐眼看著又逐漸加快，我忍無可忍對他說：「你再走快一點啊！」沒想到，兒子馬上停下腳步，乖乖和我並肩而行。

或許兒子是根據我的語氣讀出了情緒，又或者是想起上次的情景，進而連結到他心心念念的晚餐，但也因為這樣，我認為自閉症孩子雖然口語表達能力與理解能力較弱，但經過適時適度的訓練，配合說話的情境，是能聽得懂旁人故意說反話的。

以優勢能力教導

兒子在特教班的那段時間，由於他的數字能力引起教師好奇，當時的實習教師也把這個發現告訴她的直屬老師。於是老師請了三位擔任小學特教教師的學生組成輔導小組，一起輪流輔導兒子。三位教師有兩位住在南部，後來調回高雄，輔導小組只剩下一位住在台北縣的陳老師。有一次，陳老師教兒子拍球，兒子跟不上拍球的節奏，陳老師便教兒子一邊拍球，一邊報數。如此一試，兒子的動作馬上變得很靈巧。兒子拍一下數「一」、拍兩下數「二」、拍三下數「三」……就這樣繼續拍了十幾下。就是這樣，在原本對兒子較為艱困的新動作中，加上兒子喜歡並擅長的數字，他就能順利地一邊報數一邊拍球了。

媽媽筆記

以優勢能力教導

我也試著把敦捷對數字的優勢概念應用在培養生活能力上。敦捷對於時間非常有概念，他腦內的時間表示是二十四小時制，當爸爸在大陸時，我們母子每隔三天會定期吃一次他最愛的火鍋，兒子出門時，我會和他約定幾點一定要到家，若超過一小時則取消他的最愛行程，讓他能遵守時間約定；同時，由於兒子自己能夠看懂公車資訊也常獨自搭乘，買票付錢都沒有問題，因此吃火鍋時我就會請他負責帶路到目的地，算是進一步訓練並確認他的交通能力。

訓練孩子的生活自理能力

兒子現在生活自理能力沒有問題。日常中會自己穿脫衣服、褲子和鞋襪。他小時候還不會拉拉鍊時，我會讓他穿有鬆緊帶的褲子，後來他不知不覺就學會自己拉拉鍊了；另外，我從未教過他用筷子夾菜，他也自動自發地不用湯匙，改用筷子吃飯；小學三年級時他學會自己洗臉、洗澡和洗頭，接著我想多訓練他的聽力與理解能力，因此每當我在廚房煮菜時，就會叫他拿東西給我，如五顆蒜頭、醬油、醋或沙茶醬等等，或請他幫忙將碗筷、菜端出去。

到了國中時，先生叫我教他拖地板，於是我拿著拖把拖一段地，再將拖把交給兒子讓他照做，但他卻只會在原地來回動拖把，我便抓住他手上的拖把，將拖把往前移動，再放開拖把，讓兒子自己拖那塊地，拖完後再抓住拖把往前移動……如此讓兒子學會拖地後，拖地就是他的工作了。這項工作一直到了兒子就讀高職，不知道為何，他突然再也不願意拖地了，於是這項工作又再度落到我的身上。

小學六年級之前，兒子放學後會直接到安親班，等我或先生過去接他。因為他不穿襪子，安親班的學生嫌他腳臭，他寧願不去安親班也不要穿襪子，我便尊重他的決定。不去安親班後，兒子放學後會先回家，先生大約比他晚一個多小時回來，我下班回來的時間又比先生更晚一些。某天一回到家，趕緊換好衣服到廚房準備晚餐時，看到垃圾桶裡有一個泡麵的空袋子，我問先生是否幫兒子泡麵，先生說應該是兒子自己泡的。

我不知道兒子什麼時候學會泡麵，只知道有時我泡麵時，兒子會在旁邊看；在熱菜時，兒子也會在旁邊看我按微波爐。他在小學較早上床睡覺，到了國中以後，偶爾會在睡前要求吃水餃，我告訴他睡覺前不能吃東西，他會逕自走去廚房，從冰箱冷凍庫裡拿出水餃，放在我的手上說：「煮水餃。」

由於他的話少，為了鼓勵他說話，只要他開口，我都盡量在合理範圍內滿足他的需求。煮水餃時，我也會機會教育他：「敦捷你看，水煮開了，起泡泡了，可以把水餃放下去了。」他照著我的指示丟了幾顆下去，就離開廚房，我繼續再放了幾顆水餃下去，等煮好，他早已坐著等待。他將醬油倒在盤裡，快速將水餃沾了滿滿的醬油送進口中，沒幾分鐘就解決了。

有一天我在廚房看到垃圾桶裡多了一個空塑膠袋，又看到兒子正在吃水餃，女兒也說不是她幫弟弟煮的。我很驚訝兒子自己會煮水餃。我常會買水餃、雞塊或薯條擺在冰箱的冷凍庫裡，以便隨時拿出來煮。放假時兒子一向晚睡，如果想吃雞塊，他會過來說：「雞塊」或「吃雞塊」。但有一次我打開冷凍庫，發現前一天還剩下七、八個雞塊的一包塑膠袋不翼而飛，接著看到垃圾桶有裝雞塊的空袋子，還有水槽裡的空盤子，我問了女兒，女兒說不是她煎的，原來兒子又自己煎了雞塊來吃。

孩子的生活自理能力除了學校教師教導，更重要的是在家裡日常生活中也要執行。因為我覺得對兒子而言，學習生活能力比學校課業更為重要，當我在廚房煮菜時，我會請他幫我拿物品，爸爸也會請他做事，譬如：把貨物擺好、搬貨物、蓋出貨單等等。除了可訓練其服從性，也訓練聽理解能力和生活功能等。

兒子要求我煮宵夜時，通常會在旁邊觀看。我會藉機按步驟慢慢教導他如何煮東西，例如水煮開了，沸騰時起泡泡，再將水餃放進去。自閉症孩子對一件事有興趣或需求時，會學得特別快。建議平常讓孩子多學習以訓練其生活獨立，不要什麼事都幫孩子做，以免剝奪孩子的學習能力。

媽媽密技

為鼓勵孩子說話，訓練口語能力，只要孩子開口，盡量在合理範圍內滿足其需求，增強孩子說話意願與表達能力。

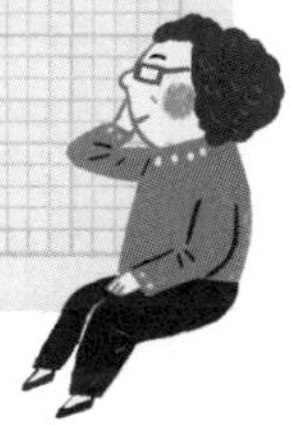

買東西多樣化了，不再只買飲料

兒子剛學會自己出門玩時，我總擔心他餓肚子。雖然他會買東西，但大多是買他最愛的飲料。當他回家時，我會檢查他的發票，看到的品項果然幾乎都是飲料，只有偶爾才出現餅乾。雖然很難放下擔憂，但我試著告訴自己不要擔憂過多，反正只是一餐，沒有餓死的風險，與其限制孩子的自由，不如試著讓他闖闖看。

平常我和兒子去便利商店儲值悠遊卡時，他自己會選擇想要吃的東西，類型很多元，但自己一個人出門時，他常只買最愛的飲料。自閉症孩子對於自己喜歡的東西較為固著，不易改變。我便常帶他去便利商店，買東西時藉機教導，肚子餓了不只可以買餅乾，也可以買麵、便當等，如此經過一段時間，孩子聽進去了，就會慢慢試著去做。

過了一段時間，我檢查發票時發現他開始會買麵包，我這才稍微放寬心。不久後兒子開始會購買涼麵、泡麵或通心麵；直到後來，我看到一張便利商店的發票上面印著排骨便當時，才終於放下了心中的憂慮。兒子肚子餓會買便當吃，不像之前大都是買飲料和零食，看來他真的越來越會照顧自己了。

以有限的表達能力尋求協助

我們家附近有一個黃昏市場，我大約一週會去三次。市場入口附近有一個攤販，夏天賣冰品，冬天則賣燒仙草和紅豆湯圓，老闆娘年紀與我相仿，皮膚黑黑的，臉和眼睛都大大圓圓的，看起來很親切。我帶兒子去買過幾次，她也會特別招呼兒子。有一次，我單獨去買燒仙草時，她告訴我說：「前幾天下大雨，妳兒子跑來向我借傘。」我問她，兒子怎麼說？「他拍著我的肩膀，說『雨傘、雨傘』，我把傘拿給他，他說『謝謝、謝謝』，撐開雨傘就走了。」我問她兒子是否有還傘？老闆娘說有，她借給他的是摺疊傘，隔天他將傘摺好拿來還，還跟她連說三聲謝謝，一說完馬上就走了。我蠻欣慰的，他的口語表達能力不佳，但懂得尋求協助，也懂得基本的禮貌。我跟這位老闆娘解釋過兒子是自閉症，他的口語表達不好，人際互動也比較困難，但老闆娘說他很可愛、乖乖的，有時候路過時會跑來用手輕拍她的肩膀，拍兩下就走了。

過了一、兩週，我過去向老闆娘買紅豆湯圓時，她又說：「妳兒子前兩天在別的攤位買水煎包，過來跟我要筷子。」她說那個攤位的人沒有給他筷子，兒子把塑膠袋拿起來，向她說：「沒有筷子，沒有筷子。」後來我發現這種事情屢見不鮮。我想兒子常去找這位老闆娘，可能是因為她曾主動釋出善意並會親切地回應兒子。兒子除了向她借傘、要筷子，有時買水餃或水煎包，其他攤位的老闆沒有給他醬油時，他也會向這位老闆娘尋求協助。

自閉症的孩子大多溝通能力較弱，較少主動說話，他在外面所發生的事情，要不是這位老闆娘主動告訴我，我也不會知道。因為他口語表達困難，就算我問了，他也說不清楚。從別人口中聽到這些事情，不僅加深我對兒子的了解，也啟發了我：許多事可以旁敲側擊、從旁了解，而不是僅僅聚焦於他不善溝通、無法主動詢問狀況的盲點。

到便利商店尋求協助，要求媽媽去接他

兒子以往出去大多自己會回來，幾個月難免會有一、兩次凸槌，被派出所通知帶回。記得二〇一〇年三月晚上十點半左右，我接到一通電話，一位女性說：「我這邊是新店安坑的便利商店，有一位先生叫我打電話找媽媽去接他。」我心想一定是兒子，便和店員確認他的名字，果然是兒子。我便告訴這位店員：「他自己會坐車，可不可以麻煩妳叫他自己回家？」女店員說那邊已經沒有公車了，我便請店員幫他叫計程車到捷運站，並麻煩她把電話交給兒子。

兒子接過電話，我聽見他在電話那頭叫：「媽媽、媽媽。」我告訴他我請店員叫計程車載他到捷運站，兒子回答好，女店員也通知我店長正在打電話叫車，稍晚會告訴我司機的手機號碼。

我等了十幾分鐘，還沒等到來電通知，便再打電話到便利商店。小姐說：「對不起，那位司機說妳兒子有一些症狀，他不敢載妳兒子。店長已經請派出所的警員過來處理了。」過了十分鐘以後，我接到電話，警察告訴我：「我已經打電話給計程車司機，等妳兒子上車後，我們會把司機的手機號碼告訴妳，妳再與他聯絡。」過了一會兒，我打電話給計程車司機，司機說他已經把兒子送到捷運站，也看著兒

子走進捷運站了。晚上十二點多，兒子回家了。我打電話給派出所報平安，感謝他們的協助。我說：「我兒子已經回來了，那麼從派出所到捷運站的計程車資怎麼辦？我要怎麼付給你？」警察先生說：「沒關係，計程車資是小事，我出就好了，孩子平安回家就好了。」

媽媽的真心話

意外接到便利商店來電，一得知是兒子的求助，內心充滿難以言喻的欣慰。以往都是派出所通知我到處去接兒子，這次他竟然主動走進便利商店求助。除了知道他在進步外，也感受到人民保母對他的關懷。目前兒子能自由外出搭車，也懂得自己回家，雖然偶爾會發生狀況，但在貴人的協助下，最後還是都能平安回家。我也由衷感謝這些萍水相逢卻仗義相助的人對身心障礙者的愛心與關懷。

心智被語言困住的天使

察覺媽媽面有難色，掛掉乾媽電話

在我就讀博士班滿一年後某一天，兒子的乾媽打了電話過來，她在電話的那一端邀請我參加一場活動，我表明不方便參加，這時兒子正在一旁的吧臺，將他的寶貝飲料一瓶一瓶地擺放整齊。

「參加法會就是可以幫我們消除業障，妳要抽空來參加啊！」

「我也很想參加，但不知道要怎樣跟先生說啊！」

「妳的家業怎麼這麼重？我告訴妳，妳個人為了學業很認真，妳很努力在讀博士，但是我覺得妳跟妳兒子的互動不夠多，就算妳拿到博士學位後，妳先生也會說妳有一個白痴兒子。」

我聽後臉色難看，不發一語，兒子卻走過來，直接把無線電話按掉，我想再打電話解釋是兒子把電話掛斷的，但想想實在很生氣，便改打電話給弟媳，因為弟媳也認識那位友人。弟媳說：「邀請妳參加法會是好意，但不應該說這些話，畢竟也要看妳是否有空，但我覺得敦捷很厲害，會察言觀色，看到媽媽的臉色不好，雖然他不知道電話那一頭說了什麼，也知道不要讓媽媽傷心。」自從這件事之後，兒子彷彿察覺了什麼，再也不提乾媽的名字，也不曾要求去找她玩了。

兒子告訴媽媽：時機歹歹要打拚

二〇〇八年，我虛歲四十九，想起十年前是我人生的最低潮，但幸運地遇到人生中的許多貴人。這十年來，我從對自己未來方向的茫然無知，到成為正式教師，完成碩士學業以及進修博士班，一路過五關斬六將，無往不利。但這一年母親病倒、工作上也遇到危機，加上學科考試的多重壓力，又再度壓得我喘不過氣來。

先生每個月會赴大陸出差一週左右，某天晚上我獨自在家，焦慮地想著要如何度過眼前的困境，想著想著情緒瀕臨崩潰，竟然嚎啕大哭起來。兒子本在一旁看新聞報導，聽到哭聲，他回頭看了看我，接著走到我面前，伸手在我眼前晃了一下並說：「時機，時機（台語）。」我問：「時機什麼？」他說「時機歹歹。」此時我靈光一閃，意識到新聞報導正在說景氣不好。我說：「時機歹歹，要打拚嗎？」他也回答：「時機歹歹要打拚。」我一聽，馬上破涕為笑，趕緊將眼淚擦乾，感到無限的安慰和窩心。

兒子雖然口語表達能力很差，但他卻也懂得適時展現貼心的一面。他小時候，有一次看到我在流眼淚，馬上去拿衛生紙給我。這一次，他看到我在嚎啕大哭，他雖然不會像一般孩子安慰媽媽，只說了一句「時機歹歹要打拚」，但對我而言正是一劑強心針，就像在鼓勵我要往前走，雖然時機不好，辛苦只能往肚裡吞，但一定要很努力、要打拚，才會有好的未來。

優異的數字天分

四歲就能寫二和五的倍數到兩千多

兒子六歲時被診斷為自閉症後，由於他尚未發展出口語能力，鄰近沒有任何一家幼稚園願意讓他入學。當時我回娘家看他時，常看他埋頭苦幹地拿著筆在寫東西。有一次，我好奇地湊過去看，赫然發現一個驚人的大祕密：那張紙上整整齊齊的排列一堆數字，竟然是2、3、5的倍數，一直寫到2000多，那些數字就像精心雕刻一般，每個字體大小整齊劃一，也就像是display所顯現出來的數字。我很驚訝一個從來沒有上過學的孩子能寫出這麼多倍數，就算一般四、五歲的小孩也不見得會知道倍數。這對我而言，更是雙重的衝擊——兒子既是自閉症者，又是數字天才，我該如何因應他的能力加以教導？先生一知道這個消息，之前的失望又轉為希望，只要有機會，逢人便說他兒子是數學天才。

自己設計迷宮，樂在其中

兒子幼年時期除了展現數字倍數的能力外，也常自己設計迷宮。我看他自己畫迷宮、自己走迷宮，同樣也覺得好奇：他究竟是在哪裡看到這些迷宮的圖樣，又是如何畫出如此精細的迷宮路徑呢？

小學時期，兒子也有一段時間沉迷拼圖，先向我要五百片的拼圖，拼不到十組，又很快要了一千片的拼圖，利用放學時間來拼，大概兩天就能完成一幅，再繁複的圖案也難不倒他。然而完成十幾組拼圖後，兒子又厭倦了這項活動。

兒子較為好動，童年時代家人又各自忙碌，很少帶他外出走動，但兒子對於寫數字、畫迷宮和拼拼圖等活動卻出奇地專注，常常獨自一人埋首於他的數字和迷宮世界裡，自己倒是挺能自得其樂的。

發現新興趣：計算機

兒子著迷於寫數字和畫迷宮好一段時間，到了六歲左右，有一天不經意地在桌上發現了計算機，他拿起來把玩了一會兒，自此之後，他又找到了新的遊戲，只要看到他，幾乎都在按計算機，而且按得非常快速，看起來好像在玩電動玩具似的。

他在小學一年級時，有一次開口向我要計算機。我買了螢幕八位數顯示的計算機給他，看他按計算機的速度非常快，走在路上或搭乘捷運時，旁邊的小孩以為他在玩電動玩具，常會好奇地湊過來看，但一有人湊近，兒子就將會計算機拿遠。

自從兒子得到計算機後，從此機不離手。在家按計算機、出門坐在車上按計算機、連走在路上也按計算機。我告訴他走在路上按計算機很危險，他也不聽勸，但看著他手指在按計算機，眼睛還是會瞄馬路，我也只能在旁多叮嚀他要注意安全。他就這樣白天玩計算機，晚上也玩計算機，一整天除了洗澡和睡覺之外，好像計算機黏在他的手上一樣。他在洗澡時，會把計算機拿進浴室，放在浴缸旁邊，好像怕別人拿走，計算機變成好像是他身體的一部分，無法與他分開。計算機是他的寶貝，他人好奇地湊過去看，並向他借計算機來看，他都會立即回答：「不要」，連我開口跟他借，他也大多拒絕。

我們一般人把計算機當做計算工具，對他而言卻是一種玩具，他有時不小心弄丟計算機，問他計算機在哪裡？他只會回答：「不見了，不見了」，再繼續追問放在哪裡？他也答不出個所以然來。可能對於計算機面板會出現數字感到很好奇，有時他也會用剪刀將計算機的面板剪開。只要計算機丟了或被他剪壞，他就會要求我再買計算機。他當時常說：「要買計算機、要買計算機」，我看他沒有其他興趣，只好再去買給他。我心想計算機的折損率如此之高，應該只要是計算機就好，便隨意買了功能較簡陋的計算機來敷衍他。當我給他計算機時，他很快說：「沒有根號，要根號」。我聽了之後大吃一驚，因為我從來沒向他說過「根號」，他是從哪裡聽來的？一個自閉症小學生怎麼會知道根號呢？他把沒有根號功能的計算機退給我，叫我再去買有根號的計算機。我想，這或許是兒子的天賦所在，從此買給兒子的計算機都一定付有根號功能了。

令人驚奇！竟會開根號

兒子就這樣玩計算機玩了半年多，有一次弟弟和弟媳來我家，弟弟看到兒子在玩計算機玩得那麼專注，就問我說：「他在玩什麼？」我說他可能在玩開根號。弟弟一聽好奇地考兒子。弟弟問：「1的根號是多少？」兒子馬上回答：「1」；「25開根號是多少？」他回答「5」；弟弟又問，「625的根號是多少？」兒子不加思索，馬上回答出「25」。弟弟不太相信，就繼續出題，那麼××××根號是多少？兒子的嘴巴也立即跑出××的數字來。此時弟弟覺得很神奇，因此數字出得愈來愈大，而兒子說出的答案速度比弟弟按計算機的速度還要快，弟弟這時終於作出結論：我們家敦捷是數學天才喔！

兒子到底蘊藏了多少能力，老實說我不知道。他的能力常常都是我和家人不經意間發現的。他在小學三年級時已經會開六次方根，從一開始發現他會開二次方根以後，我就試了三次方根，他一開始把三次方根看成除以3，我便在紙上寫下：「9×9×9=729，729的三次方根就是9」，我又隨意舉了兩個例子，再寫下其他問題，他便能馬上不遲疑地寫出答案；我想看兒子到底有多少能耐，便繼續試了四次方根，然後五次方根，接著六次方根，天啊！好像他的腦子裡裝了晶片似的，答案馬上奇蹟般跑出來，根本不需要計算。他的答案比我按計算機驗算來得快而準，而且我問他算得對不對？他會馬上說：「對。」

家人知道兒子會開根號之後，只要一看到他，就會馬上拿一些數字考他，而他也從不負眾望，都能立刻說出正確答案。兒子到了此時，說話的字數仍有限，我們每次回婆家，婆婆都會擔心地說：「怎麼這麼大了，還不太會說話？」此時，先生開始會改變話題，向婆婆炫耀兒子是數學天才。婆婆當然聽不懂什麼是開根號，只聽到先生高興地細數兒子的光榮事蹟，自然也跟著高興。就這樣，數字成為家人和兒子的溝通管道，兒子走到哪裡，不管是在娘家或是婆家，抑或是參加學校的活動，大家都一窩蜂地圍在他身旁問他數字，當他們聽到兒子口中的答案，眾人都會驚呼，怎麼這麼神奇啊！簡直就是數學天才嘛！自此之後，兒子就多了一個外號，叫做「開根號」。

無師自通，有自己學習模式

我的數學不好，又很想試試兒子對機率、log和三角函數等等的能力，但我對這些幾乎一竅不通，只好在紙上寫出1、3、5、7等質數，結果他馬上接著寫下更多數字，一直寫到接近5000，我隨意抽出一些數字來驗算，驚訝地發現他所寫的數字確實都是質數。

兒子國中時的特教組長是我們大樓的鄰居，有一天晚上來到家裡，拜託我投稿一篇有關與兒子互動的文章，刊登在學校的刊物裡。她看兒子在一旁玩計算機，便寫了一些數字在紙上，兒子見了也跟著寫出一些數字，我看不懂他們在寫些什麼，但數學系畢業的特教組長寫著便驚呼起來：「他真的會耶！」原來他們在寫八進位和十六進位，她也說兒子的學習模式真的很特別，不需要教導講解，只要把過程寫出來，一旦他搞懂意思，就不需經過計算，能馬上寫出答案。

兒子的數學演算和語文能力一端在天，另一端在地。如果在學習上遇到文字題型，就須給予提示並慢慢解釋給他聽。知道兒子是自閉症後，我花了好長一段時間才慢慢地調適和接受事實，但在兒子的數學能力嶄露頭角後，馬上又來了另一波的衝擊：他具有雙重的殊異特質，這簡直是老天交給我的難題，只能戰戰兢兢，尋求多方資源來協助教育兒子。

我曾考慮過接受朋友的建議，幫兒子尋找數學家教，讓他的數學能力開花結果。但是兒子的數學能力與一般數理資優生的學習模式不同，專業的數學老師不懂自閉症，懂自閉症的特教老師則未必會數學。我也曾帶著兒子尋求參與國科會等政府補助的學術專案。兒子就讀國中時，國立台北師範學院楊宗仁教授的學生郭佳芬曾經研究過他的開根號能力，十七歲時也擔任過前教育部長曾志朗所指導學生的期刊論文研究對象。當時曾前部長也提及，兒子的數學能力在台灣環境很難被啟發。我也一直期待台灣有研究機構針對自閉症孩子的數學優異能力做些什麼，然而在台灣，特殊教育僅一刀分為資優教育和身心障礙教育，特殊學生在兩個不同領域分別進行教學，而兒子即使有優異的數學能力，卻因先天條件，只能被歸在身心障礙類別裡。對我而言，我現在只能試著規劃未來能帶兒子赴國外進行國際學術研討會，尋求能夠找到適合他發展的環境。

天才與白痴一線之隔

兒子就讀小學特教班時，有一位老師發現兒子對數字相當著迷，常常注視著時鐘、微波爐或一直寫數字，老師也從數字當中發現兒子的天分。這位老師也向我提到她有位主播妹婿，我聽說這位主播要到學校演講，趕緊到學校找他。他說最近的節目已經滿檔，改天再與我約個時間到電視台詳細聊聊。因為他聽特教老師提起兒子特殊的數學演算能力，想特別做個專訪，讓社會大眾多了解自閉症者其異於常人的特殊能力。

幾個月後我接到電話通知，到電視台見面那一天，外面下著傾盆大雨。我們在自助餐廳見面，一位謝小姐先過來與我們談，我們在等待王主播時，兒子早就閒不住，離開座位跑到周圍桌上蒐集牙籤。謝小姐看到這種景象，幫忙向餐廳人員解釋兒子的狀況，同時也幫兒子要了一些牙籤。就在兒子數得不亦樂乎時，王主播來到現場。之前他已聽說了兒子的情形，索性直接與兒子玩起數字遊戲，當場見識到兒子的能耐，對兒子的好奇心更上一層樓。先生希望節目能將兒子打上馬賽克，但馬上被王先生婉拒。他說他的節目收視率很高，而且孩子的數學能力這麼好，這應該是很光彩的事情，如果先生堅持要用馬賽克，那麼他寧願不播出，最後先生也只好屈服了。

台灣雨人的稱號

王先生主播的《社會祕密檔案》節目中，一開始的畫面就是電影《雨人》的情節：雷蒙與弟弟在餐廳裡，當牙籤不慎掉在地上，他馬上說出牙籤的數目，另外還流利說出很多開根號和數字演算的答案。接著主持人的聲音緩緩響起：「各位觀眾，不要以為這是電影才有的情節。事實上，在台灣有一位不到十歲的男童，也具有『雨人』的能力。」鏡頭馬上帶到兒子在算數字並說出演算答案的畫面。節目中也訪問了市立台北教育大學特教系王教授和國立台北教育大學數學系張教授，張教授說兒子的開根號確實有他的演算模式，因為如果單靠記憶的話，回答偶數次和奇數次的反應時間不可能不同，但是我們至今還不知道他腦中演算的方法。

那次的節目主要訪問了兩名自閉症者。除了兒子之外，另一位是一個是二歲多就開始聽ICRT廣播的亞斯伯格症者，他講起英文的發音非常道地，他的媽媽表示，她和先生的英文都不好，說不定她兒子的前世是美國人。節目最後王主播也說：天才與白痴只是一線之隔，如果台灣無法提供他們適當的教學和環境，就像把天才放在白痴環境裡，這些天才最後也無法成為天才。

媽媽筆記

媽媽欣賞他的長處

兒子的口語表達和人際互動是最大的弱勢，與其一直擔心他的弱勢能力，倒不如多欣賞他的優勢能力。我建議從多元智能來看孩子，每個人天生能力便有不同，若以成績、學業等單一價值來評斷孩子的優劣，對孩子有害，家長本身也難免鑽牛角尖。

兒子最大的優勢在數學邏輯、空間概念，最大的弱勢則為語文和人際互動。當然那是因為他是自閉症者，而每個孩子的優勢能力不同，有些在畫畫、音樂、閱讀，有些則在運動等。其實不只是特殊孩子，家長面對一般孩子，也要透過多元價值來欣賞，鼓勵孩子往自己的優勢能力發揮，較能啟發孩子的自信心和發展。

媽媽筆記

學者行為

許多社會大眾常陷入迷思，認為自閉症者一定具有某些特殊能力，例如在音樂、畫畫或數學等方面展現長才。這可能因為受了電影《雨人》的影響，但為何有些自閉症者聽過曲目後就能展現其絕對音感、或者繪畫能力，甚至絕佳的演算能力？他們這些能力都是無師自通，並非透過教導而成。這種能力屬於「學者行為」，又可稱為「savant」，意思即「to know」。

敦捷的特殊能力是他以生俱來的數學能力，如四歲多會寫倍數；不到九歲會十位數的加、減、乘、除，不經計算過程，直接寫出答案；十歲會開根號到六次方根；十三歲會八進位和十六進位；寫出六位數的質數等等。案例顯示，「學者行為」較易出現於自閉症者身上，但迄今尚未有明確的定義，也無法確知真正的原因。

常被用來解釋的原因是「savant」依賴他們殊異的記憶力，以記憶為主的模式解釋優點是最快速的答案，且同時符合智商偏低的條件，因為記憶並不需要任何額外的複雜心理運作。但依據研究者郭佳芬對於兒子開根號的研究中，發現不同位數呈現答案的時間長短不一，似乎不是依靠記憶作答，只是我們無法理解他的運算模式。

但可惜的是，一般的研究學者將無法解釋的學者行為視為「零碎的天賦」，他們認為這些能力僅是零碎的片段，我個人則以為我們社會沒有提供適合的環境讓他們發揮。通常家中有自閉症孩子具有特殊行為，都靠家長自行努力為孩子提供舞台。但有畫畫長才的孩子可以開畫展、有音樂能力者可以在外演奏，但對於敦捷的數字能力，又有什麼環境能供他發揮呢？這是我對他未來的考量和焦慮之處。

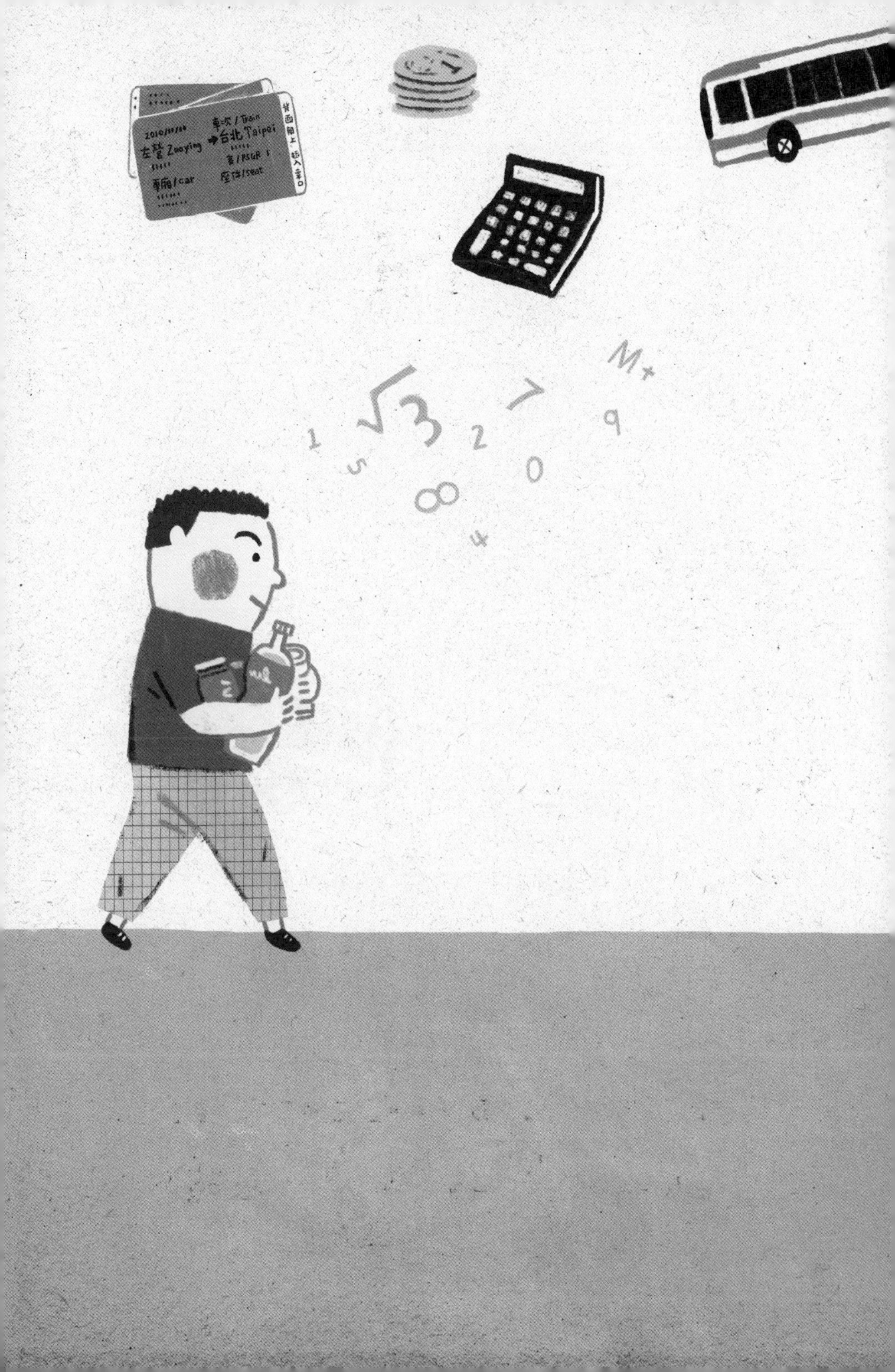
車次 / Train
左營 Zuoying
台北 Taipei
車廂/car
座位/seat
M+

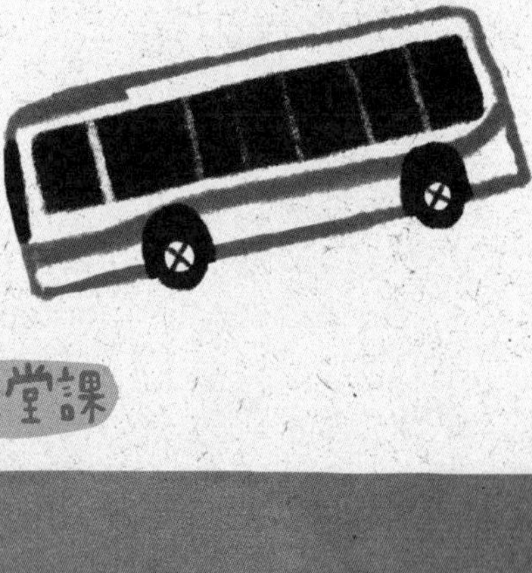

台灣雨人與特教媽媽的六堂課

除不盡的愛

第 4 課

一個人去旅行

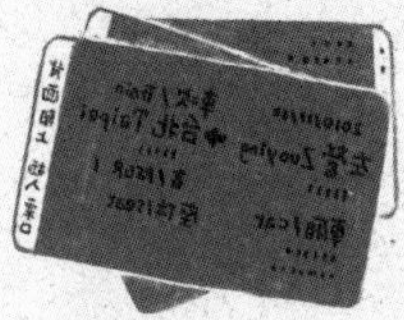

我從兒子收集的票根得知，兒子從二〇〇九年七月開始自己搭乘高鐵，
大約一年的時間內，他一共收集了一百一十二張票根，總共坐了五十六趟高鐵，
其中到台北、桃園、新竹、嘉義、台南與左營的票根應有盡有，
只要高鐵停靠的站名，兒子每一站都獨自去過了。

旅遍台灣的交通達人

為了鼓勵敦捷多用口語表達需求，只要他能說出地名，我都會在星期六休假時陪他四處趴趴走。經過一週的課程，我其實已經相當疲累，但為了陪伴兒子，還是會履行承諾。我習慣在前一天晚上詢問兒子隔天的行程，事先上網查詢火車時刻表，但有時我們也會臨時起意，未經事先計劃就直接出發。

吃早餐時，早餐店老闆問：「你們今天又要去哪裡啊？」

「今天還不知道呢！等一下到了火車站再決定。」

「妳真是偉大，為了兒子到處陪他玩，我比妳還年輕，也沒辦法做到耶！」

我們總先吃過早餐之後才到火車站買票，在我排隊買票時，兒子通常跑去一旁看地圖，等我買好車票之後再叫他。上車之後兒子一直看著窗外，有時會起來走動。我有時候會看一些英文文獻，累了就閉目養神，要不然就傳簡訊給朋友，告訴大家今天帶兒子去了哪裡。朋友說：「妳就放輕鬆，當成妳兒子帶妳到處玩，要不是他的話，我看妳也懶得出門喔！」

我們母子的週末小旅行，一共去過桃園縣的桃園、埔心和楊梅，新竹縣的湖口、新豐、竹北和新竹，苗栗縣的通宵、造橋和苗栗，台中縣的沙鹿、梧棲和台中市，彰化縣的員林、田中和二水以及彰化市，台南市、大橋和高雄等等。朋友問我兒子為什麼想去那裡，我通常也答不上來，只能說兒子說得出地名，我就帶著他去。到了當地火車站，我會請兒子讀出站名，走在路上，我也會指著門牌請兒子讀出地名。

朋友問：「他怎麼會知道那些地名？」我說：「我起先也不知道，後來發現當我在買車票時，他會在旁邊看一些地名，我才知道有這些地方。」朋友又問：「他為什麼想去這些地方玩？」我回說：「不知道耶！可能是他對這些地方感到好奇吧！」

有一次，他跟我說要去「林內」，我不知道這個地方，上網去查才知道它在雲林。我們也去了東部，像是宜蘭和蘇澳；他要求我要帶他去花蓮，我說花蓮太遠了，以後再去。他又說台東，我說台東更遠，今天來不及。又有一次，他說出「菁桐」，我一時會意不過來，問了賣票的服務員，他回答：「你們要先坐到瑞芳，再搭支線到菁桐。」此時才想起爸爸曾在平溪經營果菜批發，菁桐不就在那附近嗎？

除了搭火車，他有時也會要求搭客運：「要坐客運，要走高速公路。」我喜歡坐火車，但如果客運能到達的地方，兒子通常喜歡選擇去程坐火車，回程搭客運，像是彰化、台中、宜蘭、新竹、台南和高雄等地，我們還去過埔里和頭份，算算我們至今去過的地點，可是從台灣北部的基隆一路排到了最南端的屏東！我們通常一日往返，朋友和志工都說我很了不起，平常工作已夠疲累了，星期六還要帶著兒子到處趴趴走，換成她們的話，很難做得到。

兒子喜歡寬闊的空間，他的個性喜好自由不受約束，他會要求我帶他到去玩，他小時候我們常坐公車到台北附近，之後也試著慢慢拉長距離並搭乘不同的交通工具，例如捷運、火車或客運等。反思起來，如果不是兒子要求，我也沒想過要在台灣四處趴趴走，為了滿足兒子的好奇心，和兒子一起四處搭車遊玩的旅行時光，竟成了意外的收穫。

兒子國中時就會自己搭乘公車到外婆家，慢慢地自己也放膽越跑越遠。一開始我不放心讓他自己出去，但他出門前大多不會先告知，都是回家後再說。之後他獨自出門，許多人都問我，怎麼能放心讓兒子自己出門？但這也是我長期陪伴他出遊，對他的旅遊模式深能理解之故。幾年下來，我自覺包括我在內，許多身心障礙者的父母常陷在保護心態中，孩子在成長，父母的心態卻沒跟著改變或成長，這也是許多孩子始終無法獨立的原因。

媽媽密技

為鼓勵孩子說話，訓練口語能力，只要孩子開口，盡量在合理範圍內滿足其需求，增強孩子說話意願與表達能力。

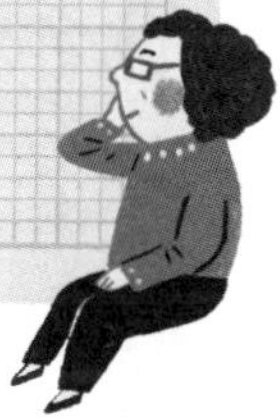

兒子喜歡坐捷運，能說出每一站站名

兒子非常喜歡坐捷運，在他的要求下，我們也坐過捷運的每條路線。他的記憶力很好，我們在捷運上，我問他下一站地名，他都能正確回答。有時兒子可能對沿途的一些地名感到好奇，也會要求中途下車。我們曾在辛亥、萬芳醫院和萬芳社區等站下車，出站之後，我們就在附近走走看看，或到速食店吃東西，這樣也就滿足了他的心願。

除了板南線和木柵線以外，我們也常搭乘新店線或淡水線。我們去過真理大學、紅毛城、老街，並搭船到對岸的八里。除了淡水站外，我們最常在士林站下車，一路隨意散步到士林官邸，在那裡欣賞花、樹木、涼亭和生態園。如果走累了，我就和兒子坐下來休息，通常我坐著看英文文獻，他則在一旁玩計算機，一邊按一邊讀數字，常引起旁人的好奇，以為他在玩電動玩具。當旁人湊過來一看，常會驚嘆：「我還以為他在玩電動玩具耶，按得好快喔！原來他是在玩計算機喔！」我也會告訴他們，兒子是自閉症，他對數字非常敏感，他從國小二年級開始就喜歡玩計算機，連出來玩也是計算機不離手。

許多人回答我說：「有很多自閉症者很聰明喔！他們不是都有某方面的特殊能力嗎？」我說：「也未必是這樣，有特殊能力的還是少數，只不過自閉症者中有特殊能力的人在比例上比一般人還高出許多，但也有許多自閉症智商偏低，無法自理生活，或是自傷行為嚴重。」

由於兒子的行為常會引起他人注意，我也會順勢向大家解釋什麼是自閉症。絕大多數的人會認為自閉症來自心理因素，我想那是因為「自閉症」的名詞常被人望文生義，誤以為是自我封閉。要了解自閉症當然不能只靠一番話的工夫，但起碼能讓更多人對自閉症有一些實質的接觸與概略認識，我也覺得很高興。

兒子也曾要求在紅樹林、竹圍、關渡、忠義和芝山等站下車，即使捷運站附近沒有什麼特別的景點，我們也還是會下車走走。我們也去過新店線上的碧潭，在那裡踩了幾次船，古亭、公館、景美和萬隆也都去過；頂溪、永安市場、景安和南勢角每站也都有我們的足跡。

轉搭捷運時，兒子有時會走在我前方，一邊走一邊玩計算機，偶爾抬頭確認一下方位，就能正確地走到要搭車的月台。令我驚奇的是，每每走到接近等待線處，兒子也能準確地停住腳步，等候下一班捷運的到來。

一路向南

兒子在二〇〇九年寒假時，自己去過竹南和造橋。他去造橋的那一天，台鐵鐵路派出所警察打電話給我，問：「請問張敦捷是妳兒子嗎？」我說：「是。他在哪裡？」他說：「他在造橋。」我告訴警察，他自己會坐車到處玩，又詢問警察為何來電，警察說是便利商店請他了解狀況，因為兒子拿了一張千元大鈔要換一千個一元硬幣，店員覺得很奇怪，便報警處理。我向警察解釋：「他是自閉症，很喜歡硬幣，那是他的壓歲錢，他習慣把鈔票換成硬幣，家裡已經有三萬多個一元硬幣，他每隔一段時間就會數他的硬幣。」警察說：「好。我瞭解了，等一下我幫他買車票讓他回去。」我問：「他到造橋，有買票嗎？」警察說：「有。從板橋買到造橋。」

寒假過後的一個星期日，兒子早上七點多就出門，到了晚上九點多才回家。我問他去哪裡，他也沒有回答。我看了發票，才知道兒子跑去豐原。當時我在準備博士資格考試，所以星期六沒有陪兒子出門，兒子便跟我要了二百元，自己出去玩。隔天五點多回到家時，聽女兒說兒子才剛回到家，我問他去了哪裡？他回答：「員林。」

去了通宵，沒車北上

同年五月上旬，晚上十點半左右，我接到一通電話，是台鐵通宵站的站務人員來電。他告訴我，兒子自己背著背包在月台上走來走去，而且時間已經晚了，他們便上前向兒子詢問家裡的聯絡方式。我問站務員現在是否有車可回台北，站務人員說：「現在已經沒有車回台北了，最後一班車只到新竹，妳可不可以到新竹接他？」我告訴他自己不會開車，隔天還要上班，希望請派出所協助處理，讓兒子在派出所過夜。

不久後接到通宵派出所警員來電，警察告訴我：「張媽媽，妳要想辦法自己下來接妳兒子，妳兒子又不是現行犯，也沒犯什麼錯，我們不能把他留在派出所。」我說：「拜託啦！請你幫幫忙，他是自閉症，自己也不會找地方過夜，而且他不是不會坐車回家，只是已經沒有車了。」

警員不願意帶他去派出所，站務員又打電話來確認派出所警員是否會協助安置兒子。我將警員的話轉告站務員，站務員便偷偷教我，先打給苗栗縣警察局，請他們幫助兒子，如果他們還是不願意處理，就再打給警政總署。

我查了苗栗縣警察局和警政總署的電話，先打到警察局告知兒子的情形，他們要我再打電話請剛才拒絕過我的通宵分局處理，我便再打電話給警政總署，對方聽了我的敘述，答應聯絡過後再打電話給我。我在電話旁守候，不久後，警政總署的警員來電，告知我已經請通宵派出所的警員去火車站接兒子了。我便再打電話給站務員，告訴他派出所的警員將會去車站接兒子，並感謝他教我處理方法。

兒子也去了媽媽不知道的地名

同年五月下旬的一個星期六，兒子要求去新營，我說新營太遠了，便給他二百元讓他自己出去玩，我則去圖書館看書。當天他到凌晨十二點半才回家，我在桌上發現了一張當日「板橋→高雄」的統聯客運車票。星期日早上八點，兒子再度出門，到晚上快十一點才回來，這次我發現一張「台中→車埕」的火車補票，連我也不清楚車埕在哪裡，兒子卻自己去了。接著端午節當天晚上快七點，我接到一通電話，電話那頭的警察通知我，兒子獨自坐火車到屏東，並緊張地問我要不要來接他。我向警察解釋：「沒關係，他自己會坐車。」警察說：「他怎麼自己坐火車跑這麼遠？」我說：「我先生每個月都會去大陸一段時間，爸爸不在家的時候，我兒子就會到處去玩。」不久後我再度接到警察來電，他說已經買好票讓兒子北上，並告知到板橋的大約時間，我謝過他，放心地在家等候，到了凌晨一點多，終於看到兒子回家的身影，我趕緊打電話跟警察報平安，並謝謝台灣各地溫暖的人民保母。

兒子的高鐵初體驗

二〇〇八年年初三，先生依慣例去大陸，兒子要求我帶他下高雄，他這次堅持要搭客運，過年期間當然大堵車，我們十點多才坐上車，到高雄已經快傍晚五點。至少有二十幾年沒到高雄了，用完餐實在不知道要去哪裡玩，正想和兒子討論要去愛河或是旗津走走，旁邊有人建議：「今天這麼冷，不適合去旗津，現在高雄捷運還沒正式營運，可以免費搭乘，你們可以去搭搭看！」

連當地人都說，高雄的冬天很久不曾這麼冷了，想想外面風非常大，我決定跟兒子先去坐捷運，下一次再去愛河和旗津。我們搭捷運到處晃，當晚搭火車到屏東，借住在師資班同學家。隔天早上我們先搭火車到左營，再轉搭高鐵回板橋。這是我和兒子第一次搭乘高鐵，坐上高鐵之後，我閉目養神，眼睛才剛閉上沒多久，一下子就到台中了，我又再度閉上眼睛，不久就聽到廣播說快到板橋了。

這是我與兒子第一次搭乘高鐵。之前我們出遊，不是坐公車、火車，就是捷運或客運。初次體驗高鐵之旅，速度真是快得驚人，兒子坐在高鐵上，中途起身在走道來回走了幾次，被車上人員勸告趕緊就座，我想搭乘高鐵也確實讓他對交通方式有了全新體驗。

旅遊隨興，沒有事先計畫

我和兒子一起搭了兩次高鐵，第二次搭高鐵已是暑假尾聲，他在九月又要求搭高鐵到高雄玩，我答應了他，但是和他約好一、二月再去。兒子問：「一月幾號？」因為兒子對數字較有概念，他的問題也常常會和時間或數字連在一起。我一時不清楚舊曆過年是幾月幾號，便說到時候再討論，他怕我敷衍，又追問：「一月幾號？」我查了年曆，一月二十六日是初一，我們要等到爸爸去大陸再去高雄玩，所以大概是一月二十八日。我告訴他二〇〇八年的一月二十八日出發，他馬上糾正我的口誤，說是二〇〇九年，我這才會意過來。他對民國以及西元計算都很清楚，他聽到日期確定後，就沒有再問我了。

我和兒子出去玩都很隨興，常常到了火車站，他才開始看地名。兒子看地圖決定要去哪裡，我負責排隊買票。我們二訪高雄，搭高鐵抵達時已是傍晚，我們坐船遊愛河、坐捷運到西子灣，又坐船到旗津，在海產店享用海鮮，再坐船回去夜宿西子灣。隔天早上我們坐捷運到處逛，想想既然人已在高雄，再去台南一趟好了，便帶著兒子又到台南舅舅家住了一夜。

之前兒子曾說過好多次要去「大橋」，我本想他會不會口誤，把「造橋」說成「大橋」，到了舅舅家才知道，原來「大橋」就在台南附近。隔天表弟載我們到台南火車站，我們坐區間車到大橋，在大橋吃東西散步，又坐區間車回到台南，再坐自強號回板橋，也算是又和兒子共同完成了一個目標。

兒子喜歡蒐集高鐵票根

我和兒子一起坐了三次高鐵，不知道他是喜歡上高鐵的速度，還是新的交通工具讓他感覺新鮮。現在只要先生不在家，他就會獨自出門，直到晚上十一點多以後才回家。我好奇他去了哪裡，檢查票根才發現兒子常常坐高鐵四處遊玩。他把一大疊高鐵票根放在小塑膠袋內，常常拿出來數，我在旁邊看他的神情，好像那就是他的戰利品一般。

我從票根得知，兒子從二〇〇九年七月開始自己搭乘高鐵，那時他剛從高職畢業，到二〇一〇年七月十九日，大約一年的時間內，他一共收集了一百一十二張票根，也就是他總共坐了五十六趟高鐵，其中到台北、桃園、新竹、嘉義、台南與左營的票根應有盡有，只要高鐵停靠的站名，兒子每一站都去過了。

我告訴朋友，兒子常常自己坐高鐵去玩，她們異口同聲：「怎麼那麼厲害啊！我都沒有坐過高鐵，也不知道去哪裡買票呢！他怎麼會有錢？」我說：「他會跟我要錢，也會跟爸爸拿錢，拿了錢以後，會去買東西吃，也會存下來。」她們好奇地問：「他怎麼知道去哪裡買票呢？」我說：「之前帶他坐過高鐵三次，他知道啊！」親朋好友們一致覺得兒子真的很厲害，我說：「他命好，吃、喝、玩、樂樣樣精通，這是他的福氣，我們哪有人能像他這麼好命呢！」

朋友都誇兒子很厲害，會自己去高鐵窗口買票，也懂得走到正確的月台。我想這是因為兒子對數字非常有概念，要付多少錢和找回多少，他都算得比一般人還清楚，也懂得閱讀車站的告示。我想兒子這些能力並不是從學校課堂中學到，而是自己在外面漸漸自學而成的。以前他晚回家時我總是非常擔心，現在心臟已經被他訓練得越來越強了。

溫柔媽媽留紙條告知兒子搭乘高鐵情形

很多人問我，兒子他自己怎麼找到座位的？雖然我知道他看得懂車廂和座位號次。但私底下也很好奇他在車上的情形。直到有一次，我在他的背包裡看到一張黃色的紙條，是一位同樣擁有自閉症孩子的媽媽寫給我的。她寫道：她在台中回台北的高鐵遇上兒子。她認為我可能會想知道兒子獨自搭高鐵的情形，所以決定提筆寫信給我。

那位媽媽的信中寫道，隨車警察一直跟在兒子身邊照顧他不去巡車，車上小姐親切地安排兒子坐下，還請他吃東西喝果汁。兒子在行車中，會把自己背包裡的物品拿出來放在地上，從中找出他要的東西，再把其他物品塞回包包；兒子在車程中上了一次廁所、按了一次求助鈴。警察先生詢問他會不會怕警察，因為警察一靠近月台，兒子便用手摀著耳朵、將頭閃向另一邊，而警察擔心他太靠近鐵軌，會上前將他帶到安全線後方……信中記錄了兒子獨自旅行的各種瑣事。我看了之後覺得溫暖又欣慰，高鐵服務人員和人民保母願意這樣不厭其煩地幫助兒子，感恩他們對弱勢者付出關懷和愛心的同時，我也不禁感謝那位萍水相逢，只是在高鐵上遇見兒子，便默默寫信為我記錄這一切的溫柔母親。

生命歷程的轉折，去旅行吧！

兒子不想回工坊

兒子休學後，對我而言反而減輕了許多負擔，但也不能因此放任兒子天天自由行，我便打電話給自閉症總會，詢問是否可以讓兒子再回去參加職訓。社工給我的答覆是兒子已經結案，必須再重新評估。隔天我打電話給社工約時間帶兒子去評估，卻聽說現在名額已滿，就算通過評估也還需等待，但無法預料需要等待多久。

我問兒子：「敦捷，你現在到底想做什麼？」並給他三個選項：一、念大學、二、到處玩、三、去寧波西街（自閉症工坊）。兒子不加思索地回答：「念大學。」我再說：「可是你必須要休學，不能念大學了，那麼你還想做什麼？到處玩或去寧波西街？」兒子馬上回答：「到處玩。」先生在旁邊生氣地說：「都是妳在誤導他。」又大聲地對兒子說：「你如果不去寧波西街的話，那麼就把你關在派出所。」

於是我再問兒子：「敦捷，你要去寧波西街還是關在派出所？」沒想到兒子竟然回答派出所。我又問兒子：「那麼你要去寧波西街還是關在醫院？」他又出乎意料地回答：「關在醫院。」連續問了幾次之後，我真的百思不解，為何兒子就是不想去寧波西街。

這件事情過後，我推敲敦捷之所以不想回工坊，是因為他不喜歡被約束、要求，他最喜歡的活動是玩計算機，所以他面對我詢問未來時，會回答「大學」、「到處玩」，至於為何會提到「關在派出所」，他可能知道爸爸在故意嚇唬他，不可能真的把自己關在派出所。至於敦捷提出要「念大學」，我至今無法知道他的理由，只能從他的行為中判斷出，他應該是將換個環境、離開工坊視為第一優先的選項。但敦捷之前並未接觸過真正的大學環境，真正就讀大學應也與他原本的觀念不同，還是得在教室上課，並不能自由自在地玩他的計算機，所以他行為再度脫序，短暫的大學時光注定提早畫下句點。

再度展開行程

接下來的日子裡，我白天出門時，會先去便利商店幫他加值悠遊卡，再去固定的早餐店，將悠遊卡和錢交給老闆娘，等兒子去吃早餐時過去拿。他吃完早餐後，就開始展開他今天的行程，到晚上六點多才回家吃晚餐。他通常不會事先告訴我他的行程，都是在晚餐時刻我才知道他今天的去向。過了幾天，先生去大陸，他去的地方又更遠了。

有一次下午四點多，我的手機出現一通未知來電，電話那一頭的聲音說：「請問妳是張敦捷的媽媽嗎？」我回答是，對方是南投中寮鄉派出所警員，他告訴我，看到兒子自己一個人在等公車，因為擔心兒子的安全問題，便打電話向我確認。

我告訴警察先生，兒子習慣常常到處玩，可以自己回家，警察便把電話給兒子，要我跟兒子說話。我聽到兒子的聲音，便說：「阿捷，你不是跟媽媽約好要吃火鍋嗎？」兒子在電話那頭說：「要吃火鍋、要吃火鍋。」我說：「那你趕快回來，媽媽等阿捷回家吃火鍋。你把電話拿給警察叔叔。」警察半信半疑地問：「他自己回去真的沒問題嗎？」我告訴警察先生，等兒子回家後一定打電話向他報平安，警察便讓兒子自己回家了。

之後有一陣子，兒子老是往南投方向跑，我告訴兒子南投太遠了，而且去了那麼多次，可以不要再去。我用半生氣又半開玩笑的口吻問他：「敦捷，你最近為什麼一直跑南投？你要選南投立委嗎？」他只是模仿我說：「選立委、選立委。」再過了幾天，我發現在下午二點多有數通未接來電，一看號碼開頭是066，趕緊打電話過去。電話一接通，一位男性的聲音響起：「白河派出所，我姓王。請問妳是陳淑芬小姐嗎？」我說：「是。」他說：「請問張敦捷是妳兒子嗎？」我回答是，並主動跟他說，兒子是自閉症，很會自己搭車，只是口語表達能力不好，請警察先生不用替他擔心。

警察問：「他怎麼會自己跑這麼遠？」我回說：「我也不知道他去了白河，但他自己去過屏東還有花蓮玉里呢！」警察說：「那妳要讓他自己搭車回家囉！」我拜託警察先生把他送到最近的火車站，讓他自己回家。警察說距離那邊最近的火車站是後壁，但是後壁只到嘉義而已。我說沒關係，兒子自己會轉車。警察先生答應後，我謝過他，並答應兒子到家後會打電話報平安。

晚上十點半左右，兒子回家了。我叫他趕快去洗手吃晚餐，當他從房間出來後，我問：「敦捷，你從嘉義坐什麼車回來？」他回答：「坐高鐵。」我說：「敦捷，白河真的很遠，你下次要去的話，可不可以帶媽媽一起？」兒子回答：「好。」

我趕緊打電話給那位警察先生報平安，得知那位先生是派出所所長，他還熱心邀請我以後有機會要和兒子去白河找他。在這次的白河事件之後，我告誡兒子不能獨自跑得太遠，告訴他如果想出門，就去近一點的地方，像新竹、基隆或宜蘭，兒子也回答：「知道。」

再過兩天，我在下班時又發現好幾通未接來電，開頭號碼是038，我打過去一問，原來又是派出所。這次的警察先生同樣詢問：「他怎麼自己跑到宜蘭這麼遠？」我老神在在地說：「警察先生，宜蘭算近了，他曾經自己去過屏東和玉里，他前幾天還去南投和台南白河呢！」

警察說：「好。那麼我請他自己回家喔！」我說：「謝謝你，請不用擔心，他有這個能力的。」在我連續接到三通派出所的電話後，兒子依舊到處自由行，他通常會在早上告訴我他晚上要吃的東西，像是火鍋、麥當勞、肯德基、二十一世紀或臭豆腐等等，也會在七點多回到家吃晚餐，我大多是問過他之後才知道他當天的行程，不過在兒子縮短旅行距離之後，我就沒再接到派出所的電話了。

媽媽的真心話

一直以來，不斷有人質疑我為何放任兒子到處旅遊，她們問我都不擔心嗎？其實事後想起來，兒子在二〇〇九年七月要到斗六之前兩天，他說了「通宵」、「員林」和「雲林」幾個地名，就透露了訊息給我。只是我當時正在趕著博士班作業，對兒子說過幾天再一起去，沒想到他是行動派，自己先主動前往。經過這個事件之後，只要兒子說出地名，我都會盡量和他一起去，有時真的無法立刻出發，我也會事先與他溝通出發日期。兒子對數字非常敏銳，只要約好了日期，他就會牢牢記住。

幾次事件過後，我確定兒子自己有獨自出門的能力，才能逐漸安心放手。當宜蘭派出所警員、南投中寮鄉警員以及台南白河派出所所長等人電話給我時，我通常會先問他們怎麼了，為何會打這通電話，得到的答案幾乎都是相同的。警員們看兒子一人獨自在外，便打電話給監護人表示關心。兒子的外型仍能明顯看出與一般成年人有異，獨自出門的機會又多，當警員來電關心時，就需要家長向警員主動說明。我通常會主動讓警員知道兒子是自閉症，口語表達能力不佳，但強調他有良好的交通能力，能自行搭乘大眾運輸工具，希望他們放心。藉著這些事件，也可讓各地警員多認識自閉症案例。但是這一切的前提，都必須建立在家長明確了解自己孩子的能力上。

我自己心裡很清楚，學業對兒子而言並不重要，就算他參加職訓多年，也不見得能安然進入職場工作，至少他目前這樣到處探險旅遊，不會惹出麻煩，也不會像時下行為偏差青少年飆車、吸毒或毆打滋事等等。比起尋常父母對一般子女出人頭地的期許，我只要這個特別的兒子平安快樂就好，還要奢望什麼呢？畢竟兒子的媽媽是我，二十幾年的摸索下來，我知道對兒子最好的處理方式，就算別人對我放手讓兒子到處旅行有意見，如果他們有這樣特殊的孩子，也許他們的想法又會不同，也或許不會做得比我現在更好，如果兒子的行為不會傷害任何人，平安快樂，我又何必在乎別人的想法呢？

媽媽筆記

行動分析——自我決定行為

自我決定的要素包含：做選擇、做決定、解決問題能力、目標設定能力、自我管理能力以及自我了解能力等，而設定維持目標的能力是表現其自我決定態度的核心能力，我們提供自閉症者選擇的機會，可降低他們的問題行為，且能增進其適應行為。

兒子表現在生活中的自我決定行為包含自己選擇食物、自己規劃每天的活動、遇到困難時請人打電話給媽媽尋求協助，以及自己存零用錢等等。這些行為也需家庭參與配合，對於特殊孩子自我決定的發展扮演著關鍵性的角色；而他們增進自我決定能力的同時，亦能增進生活品質並學習獨立生活，也能降低父母的壓力。

當然，家長要提升孩子的自我決定能力，亦需從小訓練並適時給予機會。家有特殊孩子的家長想慢慢訓練孩子行動獨立，不能一直跟在孩子身旁，路程的遠近需要長時間訓練，可以考量孩子的能力，先從近距離開始培養，之後再慢慢拉遠距離，孩子也會慢慢成長。同時家長的心態也要調整，自己一定是最了解孩子的人，除了學校教育以外，家長對孩子的教育更為重要，只有家長和學校教育雙方面配合執行，才能帶給孩子最有成效的進步。

台灣雨人與特教媽媽的六堂課

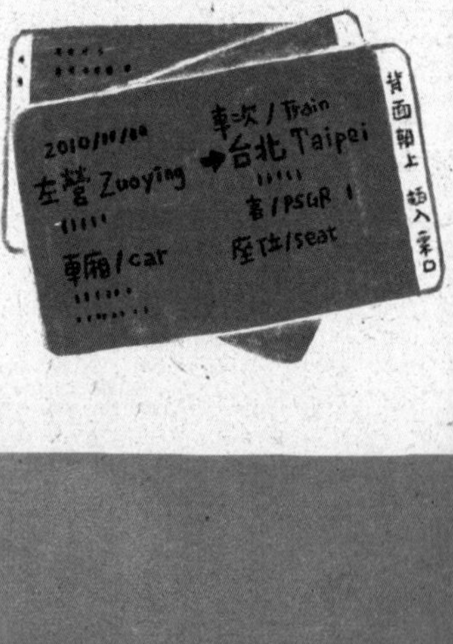

第5課

難以啟齒的怪癖行為

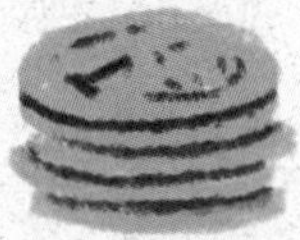

兒子目前已蒐集了七萬多個一元銅板，並會不斷拿舊的銅板去兌換新的。別人問他為什麼喜歡一元銅板，他會回答：「亮亮的」。他同時蒐集了兩大袋番茄醬、數百張高鐵票根、火鍋店廣告單，也特別注意車牌號碼、棒球轉播中顯示的投手球速等。

不愛穿襪子被同學抱怨

兒子在小學低、中年級時，上學時還會乖乖穿上襪子，直到回家再脫下來，但不知道是什麼原因，兒子上了高年級之後，一到安親班就會直接把襪子脫下來。這種情形持續一段時間，老師因學生不斷反應，只好找我溝通：「敦捷媽媽，敦捷在安親班不穿襪子，許多小朋友嫌他腳臭，回去跟家長說，因此許多家長向我反應，妳可不可以請他穿上襪子？以免家長再說他。」

回家之後，我叫兒子過來：「敦捷，你沒有穿襪子，腳會流汗，會臭臭的，你要不要穿上襪子？要不然小朋友都會說你的腳臭臭的。」他說：「不要。」我說：「但是很多小朋友都說你的腳臭，怎麼辦？你在安親班要穿襪子，要不然就不要上安親班了。」他竟然回說：「不要去安親班。」我想總要尊重他的意願，讓他慢慢學習獨立，後來便與先生決定讓他自己帶鑰匙在身上，放學之後，自己學習開門回家。我怕他肚子餓，便會事先準備一些點心放在家裡。每當我回到家，都看到他乖乖待在家裡，因此我也就放心了。

媽媽的真心話

為了兒子不穿襪子的事，我與他溝通數次，發現他非常堅持不穿襪子。他常怕被爸爸責罵，便在出門前先穿上襪子，一出門馬上就脫掉。這種情形經過多次，先生也無法再勉強他。

有些自閉症孩子有觸覺防衛行為，不喜歡穿襪子被束縛的感覺，雖然學校如此規定，我也只好特別跟級任導師溝通，請求通融。兒子也因為不想穿襪子，為了不讓他影響到其他孩子，我也尊重他的意願，決定不再讓他去安親班。我一直以為我跟先生回家前，他總是乖乖在家等待，沒想到後來有人告知我，在外面看到兒子，我才發現兒子不但常在放學後跑出去，還總是能在爸媽回家前先行返家，這反而讓我意外確定他有獨自出門的能力。

媽媽密技

觸覺防衛行為是來自神經傳導調整功能的障礙，與其強迫自閉症孩子習慣他人觸碰，不如理解孩子的特殊之處，以口頭對話代替肢體碰觸。

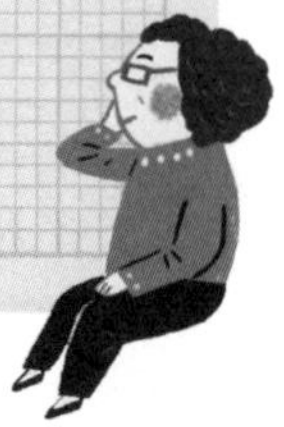

絲襪的致命吸引力

幼教老師對兒子看絲襪的包容

二〇一〇年的父親節剛巧又逢星期日。先生不在台灣，女兒早上九點多就出門。前幾天就已計畫好，這一天先跟兒子去吃他最愛的火鍋，接著帶營養補給品回娘家給外公，再到醫院探望外婆。當天一出門時，我們搭乘電梯準備下樓，電梯裡有兩女一男三位鄰居，男生大概三十歲左右，兩個女生當中，年輕的大概不到三十歲，另一位看起來約與我的年齡相仿。

年輕的那位女性穿著一件黑長褲，腳上穿的是包頭低跟鞋。兒子在旁邊說：「有穿絲襪、有穿絲襪」，我怕引起誤解，趕快向他們解釋兒子是自閉症，喜歡看女生的絲襪。這位小姐很有耐心地回答：「沒關係，我們了解這樣的孩子。」說完那位小姐還把腳抬起來，告訴兒子她沒有穿絲襪。我很好奇地問她：怎麼能如此接納他的行為？她說她是幼保系的，自己也帶過自閉症的孩子。我想那天大概是我們的幸運日，才剛出門，竟然就碰到可以了解並接受兒子怪異行為的陌生人。

圖書館的絲襪事件

當知道兒子考上技術學院後，我還在上班，本來預計讓他在自閉症工坊待到八月底。但聽從先生的建議，我從七月中旬開始把兒子帶在身邊，當我在寫作時，兒子可以在旁邊做他的事情，如果我打字打得太累時，還可以帶兒子到處晃晃。

那一週是我寫作的高峰期，每天都有三千多字的進度。星期一到五，我們吃過早餐後再搭公車和捷運到學校，接下來的四個多小時就是我與電腦的熱戀時間，偶爾抬頭看看兒子、和兒子說說話、帶兒子吃午餐和上個廁所；有時候真的太累，我只起身走動一下，與學弟妹閒聊幾句，就坐回固定位子繼續奮鬥。七月二十六日那天是星期一，一到教室，我就發覺很悶熱，才知道學校冷氣壞了，我坐在電腦前打打停停，實在沒什麼進度。我想既然是星期一，身體也較疲累，隔天再加緊補上進度即可。

星期二早上到了學校，還是沒有冷氣，悶熱的天氣嚴重影響心情，我便跟兒子到了圖書館，我在一台電腦前坐下，兒子則坐在距離我前方約五公尺的位子上。我集中心思寫作時，會定時將眼神飄向兒子，確認兒子的動向後，再回神專心寫作。幾分鐘後，我看到兩位男女在跟兒子說話，急忙趕過去了解狀況。後來知道那位小姐是圖書館的組長，男性則是教官。組長說：「妳兒子剛剛跑去看我同事的絲襪，我同事嚇到了。」我解釋說：「對不起，我兒子是自閉症，他喜歡看女生的絲襪，真的很對不起。」教官說：「妳這樣說，我們就能理解了，其實妳帶這樣的孩子真的很辛苦。」他轉頭跟組長說：「那要不要請媽媽去跟同事說明，讓她了解狀況。」組長說：「沒關係，現在我已經知道了，我會跟同事說，她可以理解的。」

為了預防再發生類似的狀況，他們兩人希望兒子乖乖坐在我旁邊。那時已經快十二點了，我便拔掉隨身碟，帶兒子到樓下餐廳吃飯。

我們吃過飯後，我帶著兒子到另一棟大樓尋找教室。助教說暑假期間教室不外借，我便走到研究生聯誼室。推門進入後，看到有三位女生，我自我介紹自己現就讀博士班，並把兒子在圖書館發生的事情一五一十地向她們說明。我並不怕向別人解釋兒子的行為，而圖書館是開放空間，我也不想製造他人的困擾。幸好她們三位都是語言治療所的研究生，其中有一位還是語言治療師，她對自閉症的行為也很能理解。

我徵求她們的同意後，找了一台電腦開始寫論文，同時讓兒子坐在我身後的位子上，他依然全神貫注在他的數字堆裡。我在冷氣房裡比較清醒，寫故事的進度也跟著提升，雖然無法補足昨天的字數，但至少能維持平時的進度。我主動跟學妹分享我之前從事進出口貿易，在四十歲那年才考上特教師資班，接著隔年考上身心障礙教育學研究所，再拿到碩士學位後，隔年又考上教育學系心理輔導組博士班的經驗。並向她們提到，我的論文題目也是書寫並分析兒子的行為特質、教育歷程和自己的心路歷程，希望能讓社會大眾更了解自閉症。她們跟我聊得很愉快，還說若是這些故事能夠順利成書，到時候她們一定會來捧場。

媽媽的真心話

兒子的行為經我多番解釋，雖然都能得到他人的諒解，但我心裡仍深刻擔憂，若有一天我不在兒子身邊時，兒子發生此行為，一定會引起他人的誤解和害怕。

我知道這是他的固著行為，自閉症孩子不會在乎別人的眼光，也不了解社會規範行為，雖然一再解釋過這些行為特徵，但我總擔心別人會認定我沒有好好教導自己的兒子，更沒有能力擔任特教班老師。通常碰到心煩的事，我會去尋求非常了解我、對我相當支持，而且能夠信任的人訴說苦惱。我不怕說出來丟人，因為說出來才能分享心中的恐懼與想法上的盲點，也能得到穩定的情緒支持，對父母本身壓力的適度抒解是很重要的。

處理絲襪問題

兒子小學五年級時，導師有一次告訴我：「敦捷喜歡看老師穿的絲襪，有時候他會主動湊過來看，有時候老師穿長裙或長褲，他為了要看絲襪，還會掀老師的裙子或褲子，甚至趴在地上往上看，或是用手觸摸，怎麼處理比較好呢？妳自己是學特殊教育的，可不可以看看如何教導他？」

我請教過自閉症專家，專家請老師運用玩偶玩角色扮演，讓孩子知道不能碰觸別人的身體，後來我聽老師說，兒子連看都不看玩偶一眼，這個方法顯然對他無效。我只好試想了其他辦法，告訴老師說：既然兒子對絲襪好奇，那麼就只好請老師看到他的視線在瞄絲襪時主動告知：「我有穿絲襪。」我想這個方法應該奏效，後來便沒有再聽老師向我提及這個問題了。

兒子上了國中之後，他喜歡看絲襪的行為仍然沒有改變。學校老師又向我提到他的這項癖好，我說他對絲襪很好奇，並告知老師同樣的解決方法。這麼一來，後來聽輔導室的特教組長說，穿上絲襪的女老師只要一看到兒子的視線往下飄，她們就主動說：「有穿絲襪」來解決。

兒子就讀高職時，很快地也出現同樣行為，我仍舊告訴老師上述處理方法。我知道學校有心理輔導師，也向學校尋求協助，教導兒子改善此行為，然而心理師未針對此行為提供個別輔導，而學校的團體輔導課程則是寵物治療，不過後來也沒有聽到高職的導師再提起兒子看絲襪的事件。

媽媽筆記　看絲襪的問題

我為了兒子穿絲襪或看他人絲襪的問題一直非常傷腦筋，也請教過許多學者，學者教授大多認為這是自閉症的感官問題，可能絲襪對兒子帶來觸覺刺激，因此建議採用減敏感方法，將絲襪套在保特瓶上讓他觸摸，習慣此類刺激。然而我嘗試過後發現建議無效，因為絲襪套在保特瓶上和穿在腳上的觸感全然不同，無法降低兒子對絲襪的興趣；亦有學者建議使用利用玩偶穿著絲襪做角色扮演，但問題也無法解決，因為兒子完全不看玩偶一眼；反而依據我的建議，只要兒子視線往下盯著他人的腿，對方就主動說出「有穿絲襪」以滿足其好奇心的辦法最為奏效，但這也需要對方的配合與警覺性，並且也仍無法改善兒子常突然驚擾到陌生人的狀況。

自閉症者常會發展自己的固著行為，旁人很難瞭解。兒子最初接觸絲襪是在一、二歲時，若媽媽在忙，無法照顧而又擔心他跑出去門口發生危險時，會用絲襪綁住他的腰部以限制他的行動。我想或許他喜歡絲襪的彈性和觸感，又或者有其他原因，我無從瞭解。但自閉症者之固著行為因人而異，我到目前仍未找到自閉症者特別喜歡絲襪的相關研究議題，只能從其感官刺激或固著行為去尋求解答。

喜歡收集飲料，只買不喝

堆滿吧台的飲料是兒子的戰利品

我的娘家經營雜貨店，兒子只要回到外婆家，就會自己從冰櫃拿走兩、三瓶飲料。外公會大聲阻止，但兒子從不理會，甚至會自己拿塑膠袋將飲料裝起來，我告誡兒子「要付錢給阿公」，他便隨意地拿出一些零錢交給外公，但外婆在旁邊一說「不用了」，他就趕緊把錢收起來，並馬上放進一個小透明塑膠袋裡。

兒子大多拿至少一千毫升的飲料回家，將飲料帶回家後，他並沒有打開來喝，而是用塑膠袋將它們包起來，每瓶各自用一個塑膠袋包好，再用透明膠帶黏好，將它們一瓶一瓶整齊地擺放在家裡的吧台上，並對這些飲料相當保護，不讓別人隨便拿取。

兒子上國中之後，我每天會給他一些零用錢，最初是怕他肚子餓，在我回家之前，他可以自己先去買點心吃，但是我從發票中發現兒子大多只購買飲料。過了一段時間，不知不覺地發現家中飲料越積越多，經過幾次制止之後，他仍繼續照買不誤。我與先生討論，先生認為讓他買也沒關係，反正兒子沒有什麼其他嗜好。我也想不出阻止他買飲料的原因，就這樣讓兒子把飲料擺滿吧台。看著他每天晚上將新的戰利品包好，再用透明膠帶黏好，整齊堆放成一座小山的樣子，好像在忙什麼大事一般。

絕佳的聽力保護戰利品

有時趁兒子待在自己房間時，我會偷偷地拿起一瓶飲料放在地上，輕輕打開瓶蓋，沒想到兒子會馬上從房間走出來，拿走我剛打開瓶蓋的飲料，將瓶蓋重新鎖好，拿回吧台放好，並去倒一杯水，放在我面前，並且跟我說：「喝水」。

我試了好幾次，每次都是一樣，只要我打開瓶蓋，一定逃不過他的耳朵，每次飲料總會被換成開水。有幾次我試著與他商量，對他說：「媽媽給敦捷錢，跟你換飲料好不好？」他會敏銳地問：「幾塊錢？」再決定要不要和我交換飲料。真是莫可奈何，明明就是我給他零錢去買的飲料，如果媽媽想喝飲料，還得再拿錢出來跟他交換，真是穩賺不賠的生意啊！

爸爸嚇阻不准再買飲料

我之前和先生討論此事，他不以為意，然而飲料越積越多，大約累積了兩百多瓶，擺滿整個吧台和下面的木板後，先生開始阻止兒子買飲料。先生總問兒子：「飲料放太久會怎樣？」兒子回答：「會過期。」先生問：「過期能不能喝？」兒子答：「不能喝。」先生接著又問：「不能喝會怎麼樣？」兒子說：「浪費錢。」先生問：「可不可以浪費錢？」兒子答：「不可以。」先生接著又問：「給你錢，可不可以再拿去買飲料？」兒子說：「不可以。」

先生和兒子如此溝通了無數次，兒子的回答都是「不可以再買飲料」，但口頭上的承諾就是改變不了他繼續買飲料的事實。有時候家裡準備開飯時，先生會叫兒子拿飲料出來喝。先生會說：「敦捷，你找一瓶快要到期的飲料過來。」兒子便會不情不願地勉強找出一瓶。兒子戰利品的排列方式大多是同品牌放在一起，我沒有注意到他是否依照到期時間排列，可是他對於飲料的保存期限瞭若指掌，總是能很快地找出即將到期的飲料。

又過了一段時間，先生發現飲料越來越多，情緒也開始焦躁，他會大聲要求兒子趕快把飲料喝掉，不要再買了。兒子總回答「知道。」但似乎沒有行動。有一天晚上，我在臥室裡聽到好幾次巨大聲響，出來客廳一看，原來先生很生氣地把飲料丟在地上，兒子則默默把飲料一包一包撿起來，再整齊地擺回吧台。

先生不只一次試圖丟兒子的飲料，有一次邊丟邊罵道：「買這麼多飲料要做什麼？不是叫你不要再買了？就是不聽話，還一直再買。我要把飲料拿出去送人家。」兒子在一旁只是機械式地重複：「要聽話，要聽話。」

隔了幾天，先生從樓下推了兩台推車上來，他叫兒子把快到期的飲料拿出來放在推車上，兒子的眼睛飄向我，我沒說話。兒子便乖乖地將飲料放在推車上，才放了幾瓶就停止動作，先生說：「繼續放，要不然快要到期了。」兒子又放了三、四瓶，動作又停了下來，經先生多次催促，才將兩台推車擺滿。擺滿飲料之後，先生要兒子跟他一起推車到樓下，把飲料放上車。先生推車上的飲料送去請客戶喝，還有幾次婆家辦桌請客，先生也把飲料載回家。兒子看著心愛的飲料一瓶一瓶被拿出去，買大瓶飲料的數量確實大為減少了，但只要一回到娘家，他知道不用花錢，他還是會再從娘家雜貨店拿出幾瓶飲料帶回家。而在疼他的外婆過世後，我帶他回娘家的頻率減少了，兒子少了直接獲得飲料的來源，收集飲料的行為也有明確改善。

媽媽筆記

固著行為問題

幾乎所有自閉症者或多或少都會顯現此行為特質，尤其是青少年或接近成年時更為明顯。固著行為亦是自閉症在行為表現中最直接且顯而易見的特徵，但此行為內容和形式亦因人而異。根據學者專家王大延的分類，固著行為或強迫行為可分為感官的固著行為（如反覆聽同一首歌曲、目不轉睛看壁紙的顏色或室內的電燈、不斷地旋轉碗盤等）、動作的固著行為（如反覆檢查某些事物、不斷看手錶、堅持走固定路線等）、學業的固著行為（如不斷詢問他人相同的問題、蒐集時刻表、天氣預報資料或動物圖片等）以及戀物的固著行為（對某些特殊物品如石頭、小玩具或某些顏色的衣物有高度興趣等）。

兒子在感官方面的固著行為特別喜歡絲襪，可能是跟觸覺有關；動作的固著行為有不斷問時間、玩計算機；戀物固著行為則表現於每天將廣告單滿滿地塞在塑膠袋中、收集保特瓶、透明膠帶、絲襪和涼鞋，以及對衣物顏色的執著。兒子之前喜歡紫色衣服，這半年來則喜歡桃紅色，而且只穿T恤，冬天不穿毛衣和外套等等。

兒子喜歡將大瓶飲料堆在吧台，我想除了對於物品的固著行為以外，也與他對數字的高度敏銳有關。他目前已蒐集了七萬多個一元銅板，會不斷拿舊的銅板去兌換新的，別人問他為什麼喜歡一元銅板，他會回答：「亮亮的」，他同時蒐集了兩大袋番茄醬、數百張高鐵票根、火鍋店廣告單，也特別注意車牌號碼、棒球轉播中顯示的投手球速等。但即使都是自閉症孩子，每位孩子喜歡蒐集的東西仍有不同，我所接觸到的案例中，有些孩子喜歡蒐集吸管、石頭、汽車玩具模型，也有孩子對塑膠袋、貼圖或公仔較為執著。大多數的自閉症孩子對於物品的依附行為非常執著，每天都要帶心愛的物品出門，才較有安全感。

角色認同問題

穿裙子出門，鄰居關心兒子的性向

兒子在國中時期，常會利用先生去大陸時拿我的長裙去穿，有時候穿上一件，還會脫下來再換另一件。他有時候只穿一下子就脫下來，偶爾會穿著睡覺。女兒對這種情況很好奇，她認為弟弟或許在性別認同上偏向女性，並問我如果弟弟長大以後，喜歡上男生，我是否能接受？我回答不知道，這種假設性的問題實在很難回答。

住家附近有一家販賣蔥仔餅和牛肉麵的商店，兒子常會去兌換零錢，有時拿一些一元換成十元，有時又會將大金額銅板換成小金額。有一天老闆娘看到我經過店門口，便輕聲對我說：「我剛剛看到妳兒子穿著裙子走過去，妳要多留意妳兒子的性向喔！」

帶著兒子到馬路上看行人

我謝過鄰居，將這件事情放在心上，心裡思索著如何與兒子溝通。我回到家後，兒子還沒回家，等兒子開門進來，我把兒子叫到身邊。看見他穿著我的裙子，我並沒有對他生氣，而是指著裙子，問他說：「小捷，這是什麼？」他回說：「裙子。」

我先請他把裙子換下來，帶他下樓，一路上看到許多來來往往的人們，我在他的耳邊輕聲問他：「你看，這些男生都穿什麼？」他回答：「褲子。」我又問：「他們有沒有穿裙子？」他再回答：「沒有。」我再接著問他，我說：「敦捷是男生還是女生？」他回答：「男生」，我問：「那麼男生要穿什麼？」他說：「要穿褲子」，我問他：「男生可以穿裙子嗎」，他說：「不可以」。

我們回到家，他還是換上剛剛穿的那一件長裙，我再度問他，男生可以穿裙子嗎？他雖然嘴上回答不可以，但卻不願意將裙子脫下來，我看他如此執著，便與他約法三章，要求他只在家穿裙子，出門在外不可以穿裙子。他回答：「好」。就這樣，兒子穿裙子外出的事件就此落幕。

我行我素，繼續穿裙子

事隔多年，有一次先生人在大陸，兒子也不在家，我到兒子房間的衣櫃找我的衣服。我一打開衣櫃就發現有些衣服移了位置，又看到一件長裙放在他的置物櫃上。

兒子一進家門看到我，馬上用手摀住耳朵。我看到他穿著我的長裙，還來不及說話，他就迅速閃進房間，立即鎖上房門，出來時已經換上他的褲子。我對他說：「敦捷，你為什麼今天又穿媽媽的裙子出去？你如果想穿的話，可以在家穿，不可以穿出去喔！」兒子依然只是重複：「不可以、不可以、不可以。」

這件事情發生後過了好幾個星期，我們在樓下碰到一位鄰居，她說：「我有一次看到妳兒子穿裙子，我問他為什麼穿裙子？他說這樣比較涼」。

兒子房間的衣櫃放了許多我的衣服，他出門時會將長裙塞在他的背包裡，出門才換上。我當時並不知情，知道後便會在出門前先檢查他的背包，但兒子還是會想出其他方式來應付。有時看著他很快閃進房間裡，鎖起房門，趁我不注意時出去，等我注意看他時，才發現他已經穿上長裙，我開口叫他，他不理我，很快又換回他的褲子出來了。

我常思考兒子穿長裙是否在模仿我或女兒，女兒也要我觀察兒子的性向，但我決定尊重兒子，只是兒子常獨自出門，為了不驚擾路人，便和兒子約定不穿長裙出門，在他的房間穿則沒有關係。因此聽到鄰居告訴我兒子回應她說：「穿裙子比較涼快」，我彷彿豁然開朗。這個答案似乎相當符合兒子不愛拘束的特質，我們先前以性向、性別認同等框架來檢視兒子，實在是自尋煩惱，但我卻從來沒聽過他親口告訴我這個答案。

媽媽密技

自閉症孩子沒有人際分界概念，對社會規範自然也難以遵從。發現孩子表現出與社會規範不符合的行為時，不必急著生氣、羞恥或用刻板觀念矯正，試著從跳脫傳統觀念的角度切入，有時候反而會帶給我們意想不到的答案。

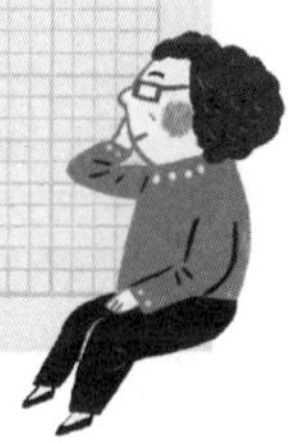

媽媽筆記　角色認同問題

雖然近十年來有關性別認同障礙的研究增加，但對於自閉症孩子性別認同發展有關的議題仍非常有限，最初的研究應是阿伯爾森在一九八一年評估自閉症孩子性別認同發展的論文，他的研究發現自閉症的性別認同與展與其心理年齡、生理年齡、溝通能力、自理能力以及學業等方面的能力有顯著相關；而其他研究報告指出，有兩位高功能自閉症男孩對於女性刻板活動與物品有明顯的興趣：他們喜歡穿女孩的衣服、玩洋娃娃以及模仿女性卡通角色，研究者假設此情況與男孩的社會環境相關，研究追蹤大約四年，他們仍呈現性別角色的問題。

鄰居擔心兒子的性傾向，我便試著問兒子為什麼會穿媽媽的長裙，由於兒子的溝通有顯著困難，我在紙上寫了幾個選項給他：好看、學媽媽、喜歡。他把「喜歡」圈出來，我又問他為什麼喜歡，再給他幾個選項：顏色、好看、樣式，他把「好看」圈起來。

經過溝通、透過理論探討與訪談他人後，我認為兒子穿著長裙不是性別角色的問題，而是屬於一般的無法分辨、遵守社會規範行為。但由於自閉症者的固著行為，雖然持續與他溝通，他仍是我行我素，而通常此行為發生在先生不在家的時候，顯然他仍能分清楚不同的情境。兒子穿長裙雖會引起外人的異樣眼光，但畢竟不會對他人造成實質干擾或影響，因此我並不強硬阻止，而是採用勸導的方式，希望他能理解一般的社會規範行為。

媽媽密技

當孩子口語能力表達不佳時，可由媽媽透過「選擇題」方式，讓孩子傳達感受。

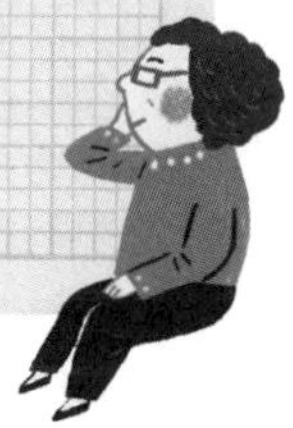

糾紛處理

兒子去超市順手牽羊，被報警處理

某個颱風夜，我們全家都在家中，我在沙發上突然聽到門碰了一聲，起身一看，兒子已經出門。我不知道兒子會去哪裡，又想先生在家，他應該不會走遠。大約過了一小時左右，我聽到電話聲響，電話那頭的聲音說：「請問妳家是不是有一位叫張敦捷的？」我回答：「他是我兒子。請問他在哪裡？」他說：「我這邊是家樂福，妳兒子拿了飲料就放在背包裡面沒有付錢，請妳趕快過來處理。」

我趕到超市，服務員帶我到辦公室，我看到兒子坐在裡面，手上還玩著計算機，他的神情看來若無其事，似乎根本不知道自己犯了什麼錯。那位店員說：「妳兒子拿了飲料不付錢，依照我們超市的規定，要賠償售價的十倍金額。」我急忙向他解釋：「對不起，他是自閉症，他不是故意的。」那位店員說：「這是我們公司的規定，妳如果不想賠償的話，那麼我就報警處理了。」

雖然擔憂兒子留下記錄，但我覺得店員的口氣不好，便請他找經理過來處理，這位店員說：「妳是在恐嚇我嗎？我就可以處理了，不用找我們經理過來。」旁邊有另一位女性主管，她說：「張媽媽，對不起，我能體諒妳照顧這樣的孩子很辛苦，這位店員太年輕，他講話有得罪妳的地方，請妳原諒。」

由於店員堅持報警，我也沒有意見，警察趕來之後，瞭解到兒子是自閉症，便建議我們私下處理，又勸導店員不要將事情鬧大，之後我照著店內開出的單據付錢賠給店內女主管，感謝她的體諒和包容後，就帶著兒子回家了。

媽媽的真心話

兒子順手牽羊的事件不是第一次，他在小學二年級時，某天傍晚我在煮飯時接到樓下超市打來的電話，他們說兒子拿了冰棒，還沒付錢，就打開來吃，要我下去付錢；附近的書店也曾打電話過來，說兒子偷拿計算機就要走人，他們叫他付錢，他也不理。在兒子小學三、四年級時，住家附近的便利商店也曾向校方反應；到了國中時，自由聯盟超市也打電話過來，說兒子將飲料放進背包裡就要閃人，他們追出問了我家電話號碼才聯絡我去處理；愛買超市也打過電話給我，我一到辦公室，警察已在場等候，他們很客氣地請我將兒子拿的飲料拿去櫃檯付錢即可，他們不會追究。遇到兒子發生這種事，我總會頻頻解釋他是自閉症，他不是有心偷竊，如果真的打算要偷，他也不會告訴他們家裡的電話。

兒子很喜歡喝飲料，他也常常到各地的便利商店或超級市場買飲料。他大多時候會付錢購買，但有時候明明身上有錢，卻會拿了飲料就跑，直到店員追出來，兒子才會寫出家裡電話。從小學到就讀高二時發生的家樂福事件，在兒子的成長過程中久久會發生幾次。我平常帶他買東西時便堅持一直灌輸他：「買東西一定要付錢，不能拿了就走」的觀念，他也逐漸懂得「買東西要付錢」這個規則，拿了東西就走人的情況也減少了。

新鄰居投訴，兒子被送到警局

兒子高職畢業一、二個星期之後，某天晚上八點多，家裡的對講機忽然響起。我跟先生接起來，聽見樓下的警衛說：「陳老師，妳趕快下來，有人要打妳兒子，被我擋了下來。」

我趕緊下樓瞭解狀況，我一到警衛室就看到有三位男性和一位女性坐在那邊，他們的臉紅通通的，看起來似乎有點醉意。警衛告訴我，兒子要伸手碰觸那位女性，她的先生便想追打兒子，警衛告訴他們兒子是自閉症者，他們說警衛在幫兒子找藉口，於是警衛先生請他們找家長親自談談，才叫我下來處理。

我走過去問他們：「請問我兒子怎麼了？」其中一位男士知道我是家長，便站起身來對我說：「我們才剛搬來一個星期左右，妳兒子看到我老婆，就伸出手想要碰她，這種情形已經有二、三次了，今天更離譜，他剛跟我們搭同一台電梯，他又伸出手想要碰我老婆的胸部，出電梯之後，我做出動作想要打他，他才趕快走開。」接著他太太說：「大樓警衛也很奇怪，我看他明明就是故意的，警衛還替他說話，說他是自閉症，只是想跟我打招呼而已，除了警衛以外，還有其他鄰居也替他說話。」

我只能盡力解釋兒子確實是自閉症，他的行為並非惡意。那位太太說：「怎麼可能？他看起來就很正常，一定是裝出來的。」另一位先生也開口說：「妳兒子是危險分子，怎麼可以住在這邊呢？」他又接著說：「不用跟她說那麼多了，我們已經報警了，看警察來要怎麼處理？」

我聽到他報警，便上樓請先生下來一起處理。先生下樓就先對他們道歉，然後說：「我兒子真的是自閉症，他領有殘障手冊。」那位太太說：「領手冊也可以是騙人的。」先生說：「妳不要看他外表像大人，他的心智大概只有幾歲而已，我太太很辛苦，為了他去學特殊教育，現在也在當特教老師。」

那位太太說：「怎麼可能？我看他就是故意的，他之前想碰我的手，這一次還知道要碰我的胸部，要不是我先生凶他，他說不定就真的碰了。」

先生繼續解釋：「我兒子很膽小，我以前罵過他，他一看到我就躲得遠遠的，如果妳做出要打他的動作，他根本不敢對妳怎麼樣。」那位先生說：「你的意思說我可以打他囉！」先生說：「我不是這個意思，身心障礙的孩子真的很可憐，他常不知道自己做了什麼。」另一位先生說：「不要跟他們說那麼多了，反正等警察來處理，我看我們最好也去法院告他。」我也跟先生輕聲說：「沒關係，等警察來再處理。」

我們兩方不再對話，警察來到現場後，對我說：「很抱歉，既然有人報案，我們就要處理。你們跟我到派出所一趟作筆錄，妳兒子是自閉症，警局有筆錄反而對你們較有利。」說完，警察轉向他們，建議大家一起到派出所再說。

一同到了管區的派出所，派出所內一位女警詢問那位太太當時狀況，我聽到那位太太描述當時發生的情形，她向女警說：「他伸出手想碰我的胸部。」

女警問：「妳確定他要碰妳胸部嗎？有沒有碰到？妳能不能提供監視器的錄影

帶呢？」那位太太說：「他沒有碰到胸部，我也不確定他是不是要碰我的胸部。」他先生說：「我們這次就不追究了，如果再有下一次，我們就要告到法院。」他們一行人先行離開，我對女警說：「她剛剛在大樓時，斬釘截鐵地說我兒子要摸她胸部，怎麼到了派出所，她的說法就不一樣了。」

警察告訴我們，派出所接到民眾報案一定會處理，因為兒子狀況特殊，到派出所處理反而不會對兒子不利。我們謝過警察後，便帶著兒子回家了。

媽媽的真心話

最近教會一位姐妹發現敦捷對「錢」非常有概念和占有慾，當敦捷想要碰她時，她立即說：「敦捷，碰一下給阿姨十元」，敦捷會馬上回應：「不要」，並不再試圖伸手觸碰這位阿姨。這種情境雖然奏效，但難以應用在生活的各種情境之中。以媽媽的角度，也不適合和孩子約定以金錢交換碰觸的規則。

敦捷不喜歡別人碰觸，但是他會想去碰觸人，這是自閉症者不適當的社交模式，也是自閉症者同時具有觸覺防衛行為，對人際分界認知困難的傾向導致。我平常會教導他，「身體」是個人隱私，不可隨意動手碰觸，要用打招呼的方式代替觸碰。但是自閉症者的行為模式並非短短幾次就能改變，雖然敦捷每天出門時，我一定會列出注意事項反覆叮嚀，他也會回答「知道」，但有時難免會出狀況。

當敦捷在外面表現出不恰當行為，我總先向對方致歉，坦白告知敦捷是自閉症，再列舉自閉症者的一些特質希望獲得諒解。捷運烏龍事件後，一些朋友常關心這件事會不會影響敦捷的作息，但敦捷似乎完全不在意，照樣天天背著背包自由行，我也逐漸感受到媒體的正面影響，漸漸捷運上更多人認識兒子，也更能包容他的一些行為了。

幾年前，參加一次自閉症家長協進會舉辦的活動，有一位爸爸說：「蔡琴的歌是『讀你千遍也不厭倦』，而我們的孩子是『教你萬遍也不厭倦』。」除了不斷教導和叮嚀，敦捷實際表現出的些微進步徵兆，也不斷讓我安心之餘，學著更有耐心，一天一天不厭其煩地引導著，靜靜等候星星上的孩子離地球更近一些。

媽媽筆記

缺乏物權問題

許多自閉症者都有缺乏物權概念的問題。主要的狀況是人我分際不清。有的自閉症孩子喝完自己的飲料，還想要喝，便直接拿走別人的飲料；有的自閉症學生也會將教室的物品順手帶回家。

兒子從小就缺乏物權概念，他在小學階段時，我會把他在學校用的私人物品貼上他的名字標籤，反覆教導他：看到貼有自己名字標籤的物品才可以使用。但是兒子逐漸長大，較常獨自出門時，這種情形便很難類化到外面的情境。

於是我又製作了一張社會故事檢核表，上面寫明他每天可以買幾樣物品，並將物品名稱填在檢核表上，這就是屬於他的物品，未寫在表格上的物品則不可隨意拿取。但兒子一旦離開我的視線，偶爾還是會犯拿取別人物品的不適當行為。對於自閉症者來說，教導他們確實需要策略和時間，很難在短時間內看到成效。但並不是所有自閉症者皆缺乏物權概念，也有自閉症者不會隨意拿別人的物品。

台灣雨人與特教媽媽的六堂課

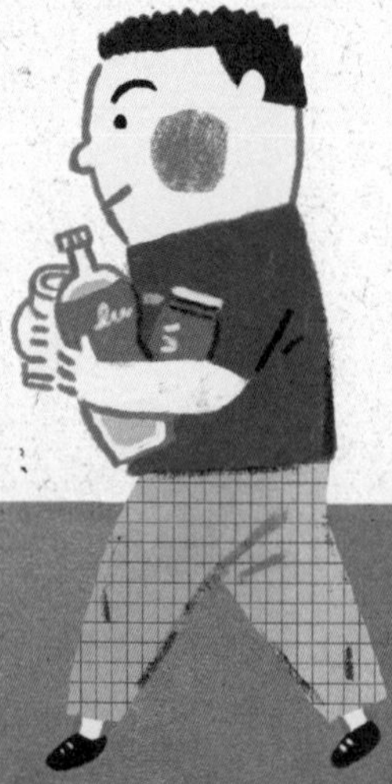

除不盡的愛

第6課

永不放棄希望

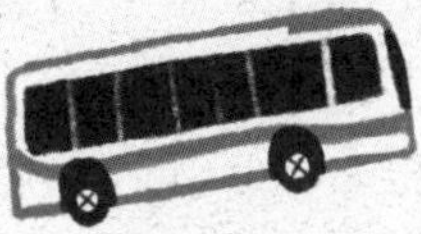

他們或許不會表達情感，但不代表他們沒有「感受」……我曾問過敦捷：如果他自己能做選擇，他想要當一般人或是自閉症者？他很快回道：「一般人」，讓我聽了不禁心疼。

母職的教養方式

不知如何教養，也是逃避心態

回想當初兒子剛確診為自閉症的時候，我會選擇把兒子託付給別人，除了當時我把心思全部放在工作上之外，坦白說，也因為自己不知道如何教育他之外。後來省思檢視自己的內心，不可否認自己做為母親，仍對兒子的特殊情況抱著許多逃避的心態，因為不好照顧，害怕失敗，只想多花點錢交給有經驗的人代為照顧。當時並不覺得愧疚，一心認為只要有人能照顧兒子就好。

事隔快十年，我成了特教老師。在班上遇過一位染色體異常的孩子，出身單親家庭，她之前與外婆、媽媽住在學校附近。二〇〇八年年底，外婆搬回花蓮，她與媽媽則搬到木柵附近，媽媽曾經參觀文山特殊學校，認為那邊的孩子障礙程度太重，擔心換一個新的環境，女兒會產生適應問題。同時她向我們表示，孩子待在我們班上，受到老師的細心照料和教育，她很放心，因此決定不幫她轉學。媽媽當時是約聘人員，她把女兒託付給學校附近的一位朋友二十四小時照料，星期日早上將女兒帶回家短短一聚，晚上再將她送回這位阿姨家裡。我清楚這位媽媽無法兼顧工作和照顧孩子，的確有她的為難之處，但每次與她的對談時，一談到孩子的問題，媽媽總是千篇一律回答：「老師，我很忙，我真的很忙，我也沒辦法。」

聽她如此回答，我彷彿當頭雷擊，不禁想起從前的自己。這位媽媽一味想把女兒往外推，不太願意負起責任，就連學校要做尿液和糞便檢體檢查，她也不願在家裡幫女兒做，只把事情丟給學校教師；然而，如果只靠教師與助理員在學校教育，家長在家裡不幫孩子一把，孩子每天所需的教養和關懷也只有一半，陷入永遠的負面循環。

不可諱言地，當了特教老師之後，我常常在許多家長身上看到過去的自己。要照顧一個身心障礙的孩子確實得花費極大心力，許多家長仍抱持著「將孩子帶到學校就是老師的責任」的心態，對於老師建議的事項常常難以配合，或者乾脆將孩子全天候託給別人照顧，當初的我不也是這樣嗎？

體認到這點後，我也開始從家長的心態觀察他們對孩子的態度。有時遇到家長把自己該做的事情丟給學校老師，態度不負責任。明知學校與家長的職責須區分清楚，但我難免又想，過去自己也只懂得把孩子往外送，我因為兒子是自閉症者，才立志要成為特教老師，既然走上了這條路，也有幫助這些孩子和家人的使命感，於是面對曾經和兒子一樣，被媽媽推出去請人代管的特殊孩子們，總不免再幫助得多一點、再付出更多一點。

媽媽筆記

母職的角色

我們知道父母是孩子的生活照顧者與主要聯繫者，也必須參與學校討論，和教師一同擬定適合孩子的課程計畫，因此也是課程計畫的啟蒙者。孩子參與治療復健或就診時，父母應與專業人士與醫師積極合作，同時孩子適應困難時，父母也能擔當其社會化行為與適應行為的協調者，當孩子與外界溝通困難，父母亦須負起代言人的角色。但我相信，父母最重要的職責仍是當個「教育者」，教育社會大眾進一步了解這些特殊孩子，因為我們是最了解自己孩子的人。

家長需要再教育

我受洗成為基督徒之後，常帶著兒子到教會活動。有一回兒子在教會中，趁我不注意時，跑去觸摸一名大約小學年紀的女孩。我大驚之下，連忙跑去和小女孩解釋，但受到驚嚇的小女孩卻大哭出聲，讓我又是歉疚又手足無措。

事後，一位教友語重心長地告訴我：「淑芬，妳知道剛剛小妹妹哭的原因嗎？」我搖頭，只知道是敦捷突然碰了她，讓她害怕得哭出來。然而那位姐妹卻說：「敦捷碰到她，只是讓她不知所措，但是妳後來對她說的話，才是她哭的原因。」

我一愣，仔細回想那時對小女孩拚命解釋時，我告訴她：「別害怕，這個哥哥很厲害，哥哥會開根號喔！」當時我顧著要為兒子辯護，要告訴旁人他不怪，他有很厲害的優點，卻忽略「開根號」這種術語對小學女孩來說簡直是外星語言，也對她遭受到的困惑和驚訝沒有幫助。

那次事件之後，每當遇到敦捷驚嚇到旁人，我都會先詳細解釋他是自閉症，容易產生哪些行為，並誠懇地道歉，通常都能獲得對方的理解。我也開始反省即使自己當了特教老師，或許在面對特殊孩子上有了一些心得，但在處理不同情況的溝通和糾紛上，作為家長，我可能永遠不夠成熟。

特教班教師的工作相當繁瑣，除了設計課程、計畫教學以外，有些學生無法自理自己的生活，也必須由教師或教師助理員協助進食、如廁、洗手或刷牙等。若身障學生無法自己行動，教師也必須協助學生做復健，所以我常說，特教班教師的工作身兼教師、保母和看護於一身。

有一位自閉症孩子的媽媽常常將早餐帶到學校，有時急著趕去上班，匆忙留下孩子，孩子吃得滿桌滿地，老師還得整理。這位媽媽在協會上班，他們服務的對象也是身心障礙者，放寒假的前一天，她向教師助理員說：「老師，要放假了，這下可就苦了我了。」

有一次運動會，她陪同孩子一同參與，到了學校之後，孩子要到廁所上大號，她和我在廁所陪孩子，當孩子上完廁所後，我幫孩子擦屁股，媽媽則站在一旁觀看；當運動會表演結束，她把孩子帶回教室就先行走開，這時孩子又上了一次大號，媽媽在現場都由老師做了，當然媽媽不在就由老師協助學生擦屁股，我沒有開口要求家長，但心中卻充滿涼意。

由於這個孩子非常過動，在教室坐不住，動作又非常迅速，開學沒幾天就跑出教室三、四次，甚至還有一次跑出校外，我們非常擔心他的安全，便將教室前後門的門閂拴住，這個舉動也引起家長的不滿，但當我詢問孩子在家是否也有過動行為，家長是如何處理時，她卻回答：「孩子在家時通常坐在固定椅上看卡通。」

我自己身兼母親和特教老師兩重身分，認為教師與家長的角色畢竟不同，家長還是得盡家長該盡的責任，不能把自己應盡的責任推給學校。遇到這些案例時，一面為這些孩子感到心疼，也不免一再反省，自己以前做為母親，的確不夠盡責。

如同案例中這位家長，自己可以用固定椅固定孩子以限制他的行動，卻要求老師不能在教室加上門栓，也是因為無法調適自己的心態，認為這樣的孩子給自己帶來麻煩，卻又逃避教養責任，不願意面對事實。我想，家有特殊孩子時，不只是孩子需要接受教育，家長本身也需要再教育，必須一再調整自己的心態，才能保護自己的孩子。文中遇到的家長如此，而我自己也不能例外。

了解並滿足孩子的需求

敦捷就讀國中的時候，有一次我和他到淡水玩，母子兩人走在黃昏的淡水老街上，我看著四周結伴出遊的國、高中生，不禁感慨兒子總是獨來獨往，如果他是一般孩子，長到這個年紀，應該已經不願意和媽媽單獨出門了吧！突然一陣心疼，我一時興起，便詢問兒子：「敦捷，你最好的朋友是誰？」沒想到他馬上不加思索地回答：「張敦捷」。我又問他，還有誰呢？他這次回答：「媽媽」。

兒子在家族中沒有年齡相仿的堂表兄弟姊妹，也和親姊姊有著一段年齡差距，因此兒子在確診自閉症後，一向沒有親近的玩伴，就連逢年過節的家族聚會，或是到教會活動時，會開口和兒子搭話的對象，也通常是大姑丈等長輩。我想也對，他自己和我，就是陪伴他生活、最瞭解他的人；對他來說，自己和媽媽就是最好的朋友。

在教養兒子的過程中，我習慣放慢步調觀察他的行為，由於兒子口語表達困難，我很難從口語互動去了解他的想法，但會盡量透過兒子表達的關鍵詞來了解、尊重他的想法，並學習不以自己的意見全盤替兒子決定一切，而是適度地滿足孩子的需求。

在滿足孩子的需求前，要先了解孩子的需求，而不是一味堅持自己的看法和想法。例如在生活方面，知道孩子喜歡吃什麼？穿什麼顏色的衣服嗎？因為兒子喜歡搭乘交通工具，我就盡量陪兒子出門，一起搭乘大眾交通工具，慢慢地將旅行的距離拉遠，從台北市、新北市一路到南部，他會自己選擇要去的地方和想搭乘的交通工具。在教育歷程方面，我也學到自己必須先了解孩子的特質，不要怕難為情，常主動和導師與班上同學溝通以尋求協助，才能獲得他人的幫助與理解。此外，就算知道兒子的溝通和人際互動能力無法適應大學環境，只要他提出想考大學，我仍然試圖滿足他的意願帶他去考試，雖然最後以休學收場，但至少他嘗試過上大學，也滿足了他當初的要求。

許多特殊孩子的媽媽沒有從孩子小時就慢慢訓練其獨立，大多幫孩子全盤決定一切。但我總會告訴這些家長：我們的孩子或許智力有問題、或許有一些特殊行為，但仍是獨一無二的個體，有自己的需求和想法。大多數家長會時時刻刻將特殊孩子帶在身邊監管著，不但孩子無法獨立，自己也被壓得喘不過氣來。當然訓練孩子獨立需要一些條件，至少必須學會使用錢幣、正確搭乘交通工具，這些都是從小就得長期且密集訓練的。

我們有時會說孩子是家長的老師，這說法一點也沒錯。孩子在教導下會慢慢進步、成長，家長也需要跟著成長，這是一段長時間的學習歷程和考驗，當我們越早坦然面對孩子的問題，越能尋求資源去協助孩子；此外，越早訓練孩子獨立，父母越能及早擁有自己的個人空間和生活品質。

媽媽的真心話

訓練孩子獨立，最好從小開始做起。如父母接送孩子上下學，可試著漸漸拉長孩子自己行走的距離，一開始送到班級門口，一段時間後送到樓梯口，表現不錯的話再改送到校門口……或者陪同孩子搭乘交通工具，幾次後換孩子負責帶路等，可訓練孩子判斷熟悉路徑的能力。

孩子長大成人階段的教養方式

孩子長大了，家長教養的方式也應有所不同。兒子在自閉症工坊待了一段時間，當他想要讀大學，媽媽就開始上網蒐集資訊、帶他去考大學、考上之後跟系主任、導師說明，並到校演講以讓學生了解自閉症症狀；雖然由於適應不良，以休學收場，而兒子既無法找到適合的工作，與其讓兒子整天待在工坊，時常忍不住偷跑出去，造成工坊人員的困擾，不如讓他學著規劃自己的生活。於是，我們尊重他的選擇，讓兒子成了一個「背包客」，天天在台灣各地自由行。

兒子的作息表固定下來後，我會在他出門前先約定回家時間，並每天提供固定的零用錢。雖然偶爾會接到派出所警員電話，擔心他獨自出遠門是否走失，然而對我而言，這也是和警員溝通，讓他們認識自閉症者的機會，想來想去，這是目前最適合兒子的生活模式。

對於身心障礙者的家長而言，最擔憂的倒不是孩子的教育、工作或是生活問題，身為父母，最擔心的就是當自己未來不在時，孩子該如何終老？記得大約十年前，我遇到一位唐氏症學生的爸爸，他曾說：「以後我和我老婆走的時候，也會帶著孩子一起走。」當然我們知道父母沒有這個權利，但是這話聽了多麼令人鼻酸啊！有些家長會希望孩子的手足幫忙照顧其終老，但即使親如手足，未來也會有自己的家庭，一味將手足的全部人生託付在他們身上，也是不公平的。

我先生曾說：「敦捷生在我們這個家庭是很幸福的。」先生的作法是為他早早規劃好未來生活，當我們都離開這個世界之後，兒子可透過中央信託局辦理身心障礙者的財產信託，使他經濟無虞。爸爸給他魚吃，我則希望給他釣魚竿，我規劃明後年帶著兒子到美國做學術論文發表，希望能讓更多國際學者認識他的優異數學能力，以找到適合的環境讓他發揮。我記得我曾與先生談過：「愛迪生和愛因斯坦如果生在台灣的話，他們就不是天才了。」我先生說這想法簡直是天方夜譚，才只有千萬分之一的機率而已，而我則回應：「只要不是零，我都拚了。」

台灣目前照護自閉症者的一些財團法人機構，如中華民國自閉症總會，服務項目包含請政府頒訂具體法令條文、提供諮詢服務、辦理國內外相關機構交流聯繫與合作事宜、辦理自閉症者之訓練活動課程及服務事項、配合相關法令、整合各項資源，使自閉症者能獲得妥善的服務；中華民國自閉症基金會則有親職教育、專業研習、校園宣導以及療育課程等。雖然各縣市都有自閉症家長協會，但所提供的服務都僅在孩子的教育和工作方面，至於孩子的終老問題，台灣的社會福利不盡完善，教養機構也明顯不足，許多家長自己為了孩子的未來，自行打造友善養護機構，如位於花蓮泰豐鄉的肯納園，是由四位星兒的媽媽共同攜手創辦，針對肯納兒設計的永久花園；肯納基金會目前正在籌備的「雙老家園」則希望向政府買地或租地建造房子，讓自閉症者家庭購買，當孩子的父母親離去時，也能由其他父母親代為照顧。

家有自閉症孩子，是父母心中永遠的牽掛，但是許多父母勇敢地面對，並積極籌劃孩子的未來生活。我深信沒有生來就失敗的人，雖承擔了這些悲痛，但一群家長互相支持、互相鼓勵，比起自己和孩子惶惶然孤軍奮戰，還要容易看到希望。

家長心態的改變與調適

自閉症孩子的家長在調適生活壓力的元素相當多元，但照顧孩子是終生的職責與義務，父母的壓力會在不同時間與情境無預警浮現，因此需要他人的情緒和情感支持，社會的支持以及心靈的寄託都是相當重要的。

複雜的心態：逃避、否認、自責到面對

每個孩子誕生時，父母都在心中為孩子勾勒一幅理想的圖像，但當孩子的發展不如預期，甚至被診斷為自閉症時，有些家長對此症狀一無所知，不知如何教導；有時面對家庭的壓力、孩子的診斷、治療、行為問題接踵而來，每個階段都是煎熬和考驗，不僅疲於應對，且必須時常面對外人質疑的眼光，這些壓力都會造成許多負面的影響。

當我知道兒子是自閉症後，起初不願相信，一再逃避事實，但經過幾家醫院的診斷確認後，我已很難再逃避下去。我開始一連串的自責：是不是在懷孕時不小心服用藥物、是不是懷孕時情緒憂鬱導致胎兒受到影響、是不是兒子出生時臍帶繞頸致使腦部缺氧、是不是兒子幼時誤食高血壓藥……想了好多好多的原因，後來我終於想通了，告訴自己，就算知道原因又如何，這終究已是無法改變的事實了。除了到處就診，當時我也曾四處求神問卜，終究得不到答案，只好請教專家，多瞭解自閉症，學習養育自己的孩子。

從否認、自責、了解到接受的過程不是一件容易的事情，也不是如電玩遊戲般的直線路徑，過了這一關，煩惱就能自動消失，繼續打通下一關。在低潮期時，我仍然會再度回到最初自責的心理狀況，各種苦惱反反覆覆，難以擺脫。在這種時刻，我總時時警惕自己：孩子是自閉症不是他的錯，也不是我的錯；既然他是我兒子，我就要全心全意愛他，愛他的全部，當然也包括他的缺陷。

一路走來，自己也逐漸體悟到，當選擇「面對」的態度時，才可能從苦痛中走出來，將悲觀消極轉變成樂觀積極，不只從兒子的事件當中得到領悟，更能在其他生活事件中以同樣的態度去面對困境，去接受挑戰，突破並且超越。

我們常聽人說：「生命的長度不重要，但生命要有寬度與深度。」生命就是順境與困境不斷交錯重疊；生命同時有高峰與低谷，我們如何在面對困境時，學習我們人生的功課，並在低谷裡如何力爭上游往上爬。我們的人生遇到困境，如同空中籠罩著烏雲，又黑又暗，感覺壓力沉重，但是雲的另一面依舊是光明燦爛。我曾傷心流淚、痛苦難熬，然而生命熬煉過後，能力和信心才能得到擴張，如同度過黑夜，才能看到黎明，風吹過了，天才會放晴。

家人的支持

當兒子被確診為自閉症後，有一段時間先生愛冷言冷語，說我很厲害，萬分之四的機率也能被我碰上；而因為兒子童年時相當頑皮，婆婆對兒子的態度冷淡，對我來說也如落井下石般難受。直到發現兒子的數學天賦，儼然點起先生的希望，也相對地影響了婆婆的態度。

先生是傳統的大男人，也和許多傳統大男人一樣刀子口，豆腐心。一開始我總因先生事不關己的嘲諷態度怨憤不平，當了特教老師之後，不僅試著以所學教育兒子，也開始透過分享學校所見案例、展示兒子的進步等方式來改變先生對兒子的看法。對先生而言，他一生所見的自閉症案例就只有兒子一個，當然認為兒子百般不好，平常也老是抱怨兒子心智只有三歲程度，會大聲責罵兒子，讓兒子很怕他。直到我問先生：「如果一個三歲小孩能自己出門買東西、坐車出去玩，那不是比其他小孩還厲害嗎？」先生才恍然大悟，開始轉變心態，放棄世俗檢驗孩子成就的標準，以不同的角度來看兒子的長處。

由於先生一個月有一半的時間在中國工作，因此我採用「報喜不報憂」的方式，盡量告訴先生兒子的進步，例如從前他要到晚上十一、二點才回家，現在都能在晚餐時間到家等。而先生也從一開始堅持要我幫兒子找到安置場所，不能由他在外面趴趴走的態度，到現在回家看到兒子，會主動叫他：「來報告！」聽兒子自己告訴他今天又搭了什麼車、去了哪些地方。

先生對兒子的態度雖有明確改善，但從未特別對我表示過什麼，直到一次偶然的機會中，先生當著我的面告訴他人：「我太太非常辛苦，因為兒子是自閉症，她才去學習特殊教育，希望能多學些特教技能以教導兒子。」我才覺得窩心和欣慰，感受到先生其實能夠體貼我的辛苦，只是通常不會掛在嘴上罷了。婆婆看先生對兒子的態度變了，也不再多說什麼，反而是婆家的二姑曾頻頻要我再多生一個孩子，先生也會開始主動向親戚宣布：「不生了，我老婆這樣太辛苦了，我們有兩個孩子就夠了。」

一直以來，娘家也是我最溫暖的依靠。媽媽總細心照顧兒子、弟媳與姐姐總是以樂觀的態度鼓勵焦慮疲憊的我。當我壓力大到喘不過氣來，她們也會聽我訴說苦惱以抒解情緒。有了娘家作後盾、與丈夫及婆家的關係漸漸改善、女兒的貼心與包容、兒子又能一天比一天進步，對我來說就已經擁有足夠面對未來的勇氣了。

手足的無奈

家中擁有一位特殊孩子，父母大多會將焦點放在特殊孩子身上，確實在教養上花費的精力和時間，就已足夠讓父母身心俱疲，難免會疏忽了對其他孩子的照顧或關注，總會預設特殊孩子的手足能夠懂事體貼，願意為特殊孩子奉獻一生。

然而，每個家庭的情形不同。敦捷和姐姐的情況幾乎是兩條靠近卻不相交的平行線。女兒由公婆照顧到五歲，兒子由娘家母親帶到五歲，等兒子接回家時，姐姐已經十歲了，他們從小就缺乏互動的機會。身為父母，我們常要求姐姐應該多關心弟弟，但女兒非常有想法，雖不排斥弟弟，卻認為應該把敦捷當作一般孩子來看待和教導。我時常覺得對女兒有所虧欠和冷落，有時候會找時間單獨跟她聊天，她總回應：「沒有關係，弟弟需要被照顧」。

大多數的家長都會認為當父母老去，這位特殊孩子的未來應該交由手足照顧，而我沒有特別交代女兒這一點。我的想法是，女兒有自己的人生，將來總會結婚生子，組織自己的家庭，即使親如手足，也沒有一個孩子應該無條件背負起兄弟姊妹的全部人生，這樣的壓力該是多麼龐大啊！

女兒和弟弟之間並不親密，女兒也不曾熱絡地照顧弟弟，先生和娘家姐姐在這點上對於女兒頗不諒解。然而，公視《誰來晚餐》節目邀請來賓至家裡用餐，在錄影中，來賓詢問女兒：「有個這樣的弟弟，妳會不會想趕快結婚，離開家裡？」女兒回應不會，只是最近身邊的朋友大多結婚了，難免會想到這件事，但也急不來。來賓又問：「妳知道自閉症會遺傳嗎？妳會不會擔心未來的對象不能接受？」女兒停了幾秒之後說：「如果是我自己的問題，有需要改的地方我可以改，但如果對方是嫌棄我弟弟而不願意結婚，我也沒辦法。」這也道出女兒在感情路上的無奈，我和來賓一致認為每個人都有屬於自己的人生，不能將特殊孩子的未來強壓在手足身上，以家庭壓力強迫一方為另一方無條件犧牲，這樣對孩子是不公平的。

家有特殊孩子，確實會遇到相當多課題。手足的關係和未來特殊孩子的終老生活也是身為父母，有責任去詳細規劃和調解的。與其強迫其他孩子背負起特殊孩子的人生，我認為應給予特殊孩子的手足同樣平等的愛與關懷，並且一同呼籲政府機構正面關注此議題，規劃、照顧這些特殊孩子的老年生活。

家有自閉兒：給家長的建議

早期發現早期治療

家長在教養孩子時，要注意孩子的發展狀況，如果發現孩子的語言或動作發展比起一般孩子較為遲緩，應提高警覺，不要迷信於一般人所說「大隻雞慢啼」的無稽之談，應迅速帶到醫院評估，以及早發現、及早治療，以免耽誤孩子發展的黃金時期。

轉換心態及早面對

當孩子被診斷為自閉症時，那種複雜的心情難以忍受，從否認、自責、悲傷到沮喪，然而不管多麼不願接受現實的殘酷，這也已成不爭的事實，難過太久非但無濟於事，且會誤了孩子的發展。

父母終究是孩子最早的啟蒙教師，唯獨勇敢面對事實，早日接受並轉換心態，才能帶給孩子最好的照顧與關懷，同時，父母表現出來的心態和行為也會深深影響孩子未來的發展。

參與支持系統網絡

社會支持對於有自閉症者的家庭是相當重要的資源，許多父母為主要照顧者，當孩子成年時，父母也同時步入中老年，卻仍擔任長期照顧者的角色，因此社會支持長期以來被視為影響父母壓力及心理健康的重要因素，亦有些學者預期，父母參與社會支持團體，遇到困難時較能適應，且身心較為健康。

撫養一個自閉症孩子，對家長的身心皆是重大的負擔，自身周遭的生活瑣事亦會影響家長的情緒，這些長期的壓力若不能適當抒解，甚至曾造成許多特殊孩子的家長婚姻出現問題，或是出現精神疾病，如此的負面循環對教養孩子無疑是雪上加霜，建議家長參與支持系統網路，大家彼此分享教養孩子的經驗，從他人口中知道其辛苦和煎熬，了解到自己不孤單，可以獲得情緒支持。

對特殊機構或家長協會的建議

多舉辦座談會分享經驗

家長協會大多邀請專家學者演講，分享如何教育自閉症孩子，但畢竟許多學者沒有親身經驗，很難真正體會當事人的心理感受。建議各區家長協會應定期各自舉辦一些座談會，讓家有自閉症孩子的父母同聚一堂，彼此分享各自教養經驗、實際遇到的困境、如引起擔憂或教導成功的生活事件等，以提供家長彼此的情緒與實質的支持。

能提供政府一些社會福利政策

自閉症家長協會組成人員都是家中有自閉症孩子的家長，最能瞭解孩子的需求，如就學、就業、就醫和未來終老的養護機構等，應與政府有關單位，如教育部、內政部討論，並獲得立法院的法案通過，以期能照顧這些弱勢族群的未來生活。

教導社會人士認識自閉症

當孩子被診斷為自閉症時，我只聽過「自閉症」一詞，但卻無法實際理解自閉症的症狀與特質。從無知與徬徨的心態到轉而積極正向的想法，我深深感受到，除了要透過書寫為他發聲以外，更要向社會人士多方介紹自閉症的行為及特質。

我帶兒子外出時，一有機會，我就會向周遭的人解釋什麼是自閉症。許多人以為「自閉症」是出於本人意願問題，也就是望文生義的「從心裡自我封閉」，聽了我的解釋，他們才知道自閉症是神經系統的問題，是生理因素而非心理因素。雖然社會大眾大多無從瞭解自閉症的症狀與特質，但我深信一步一步慢慢地做，總會讓更多人對他們多一分認識，進而多一分包容與關懷。

兒子遇到北捷烏龍事件，我心裡一開始認為這是件不光彩的事，打算低調度過。然而後來擔心媒體誤導群眾，我選擇直接站出來面對媒體，說清楚兒子的自閉症症狀與特質。我未曾預料能夠引起社會媒體的共鳴，但也因媒體繼續延伸報導，讓社會大眾對於自閉症者多些了解，與最初決定提筆寫作的願望不謀而合，也是我站出來向媒體說明前始料未及的。

對於政府特殊教育環境安置的省思

台灣在特殊教育依據孩子特質，推展個別化教育計畫，但個人幾十年來的經歷，認為個別化教育只是理想口號，無法真正提供落實的個別化教育；在兒子求學歷程中，小學和國中階段的特殊教育僅試圖補救他的溝通弱勢能力，未提供其真正欠缺的社交能力教學，更遑論兒子具備數學的優勢能力，卻未能接受妥善指導，這並非特教班師資的錯誤，而是整體教育政策資源的不足。

孩子的國小到高職階段為十二年國民義務教育，但許多特殊孩子中，有些是可教育型、有些則屬於養護型。後者無法自理生活，不會自己吃飯、盥洗，只聽得懂少許指令，例如吃飯、喝水、坐下、站起來等；或是極重度多重障礙，包含肢體、智能等，甚至有些孩子得插管度日。養護型的孩子需求在定時復健，維持其身體機能不致惡化或退化；而可教育型的孩子則需要針對其欠缺之能力做個別化教育指導。然而若一概安排在特教班內，教師儼如看護和保母，不僅勞心勞力，也剝奪了可教育型孩子的教育資源和時間。

台灣沿襲美國的特殊教育法的「零拒絕」表面制度，卻未能提供適當完整的配套措施。美國實行的「零拒絕」教育，會配合治療師與醫護人員的長期進駐，但台灣的治療復健資源有限，在學校中，每位學生一學期僅有約兩小時的復健時間，需要靠家長在醫療機構或診所長期去做，但有許多父母將重度障礙的孩子之復健責任全部丟給學校，甚至導致孩子的肌耐力等能力嚴重退化。

我以一位特教教師的角色，認為養護型的孩子應安置在機構，而機構應有完善的醫療與復健服務。若將這些養護型的孩子全部安置在特教班，又要求教師能將教學、復健和照顧孩子全部包攬於一身，顯然影響了其他可教育型孩子的受教權。

永不放棄希望

自閉症者與所有人一樣，他們也希望被喜歡、被理解和被接納。他們也想與人互動，卻因其互動模式的不同，常引起人誤解。他們或許不會表達情感，但不代表他們沒有「感受」；他們也不是不想要工作，只是與他們的興趣不合。我曾問過敦捷：如果他自己能做選擇，他想要當一般人或是自閉症？他很快回答：「一般人」，讓我聽了不禁心疼。

兒子雖然想選擇當一般人，卻無法控制其自閉症行為。在他們未來的人生旅途中，仍充滿著不被理解或誤解的荊棘，他們的未來是一條險惡的漫漫長路，唯獨家人的關懷與陪伴，以及社會大眾的理解與包容，才能陪伴他們度過。

「當上帝關上一扇門，同時也為你打開另一扇窗。」敦捷的數字演算能力有目共睹，但是「自閉症」的溝通、人際互動與固著行為，仍阻礙了他的工作與學習狀況。這種與生俱來的影響雖然是終身的，但不會是完全無法教育、無法改變的。在成長的過程中，常常解決了一個問題，很快地接著又有新的問題出現，總是得讓老師與家長疲於奔命地道歉、協調、溝通與教導。然而令人慶幸的是，我們總能看到他們的進步與成長，這些確實需要抱持著長久的耐心與盼望，但在那天到來之前，老師、家長、孩子與社會大眾皆必須一起努力才能達成。

回憶過去的生活，坦然說，我從敦捷身上學到不少事情。自閉症孩子的一舉一動，其實是在教我們怎麼面對自己真實的感受。我們一般人都太在乎別人的想法與看法，很難自在隨性地過自己的生活，然而兒子的招牌笑容看起來永遠陽光燦爛，每每身心疲累時，他的笑容總帶給我心理負擔的減輕和釋放。

根據我們一般人對自閉症者的刻板印象與經驗，有些人或許會用「白癡」來形容這些孩子，或許兒子智能只有三歲；但相對地，兒子卻也時常帶給我許多不同的想法。他讓我發現從多元智能來看一個人，不以世俗追求的學業成就評判，我看到了兒子的數學優勢，以及他能獨自出門、能選擇食物、交通路線以及使用金錢等；由於他的被動溝通，使用口語不多，卻是標準的行動派，每每使我放慢腳步，從旁觀察他的表現行為，常常意外地帶來許多生活的驚奇。

家中有特殊孩子，一路走來雖然曾經否認、自責、悲傷、沮喪並對孩子的未來憂心與失望，但轉換心態之後，學習勇敢、樂觀與正向面對，也欣慰地看到孩子的生活能力確實進步。其自閉症症狀雖然永遠不會消失，但從和孩子一起學習成長的過程，他也讓我學到父母應該對孩子付出無條件的愛，既然愛他的全部，當然連所謂的缺陷也一起愛。雖然兒子的一些問題行為仍會反覆出現，過去我也曾為了處理這些問題，讓自己疲於奔命、力不從心；現在看來，問題仍是問題，但心態上一旦改變，帶來的也是全然不同的感受。從表面看來，雖然既「辛苦」也「心苦」，我們要思考的是孩子帶給我們對生命的體悟、成長與改變，更重要的是，我們透過孩子，能更深切體會生命的意義與價值。

回想二〇〇一年就讀特教師資班，老師要我們幫學生擬定個別化教育計畫前，先幫自己擬定未來的計畫。我當時就希望日後自己能對特殊教育貢獻一些影響力，因此決定報考碩士，再繼續進修博士，一路走來竟已十三年。在人生旅程當中，這是一段不算短暫的時間，而這也是當初我所設定的短、中期目標。如同葛拉瑟主張，只有當一個人能夠面對現實，選擇用負責的行為去滿足此時此刻的需求時，才有能力去過有意義的生活，我也會繼續往自己所訂定的目標往前邁進。

我人生最艱鉅的功課，就是擔任一位自閉症者的母親角色。二十幾年一路走來，經歷無數的困頓與挫折，但卻也能一步一腳印，顛簸驚險地走過來。再回頭去想，其實常常「扭轉人生，只在一念之間」，我們必須以積極的想法取代消極的想法，讓自己的生活變得更為美好，而我們記取過去的經驗，寄望未來，但要活在現在。雖然不知道自己的未來將如何發展，但我會堅持往自己的目標前進。

在這段旅程當中，因教養兒子的經歷，我也體會到三件事：持續做（Keep going）、有耐心（Be patient）、永不放棄（Never give up）。這當然不只應用在教養兒子身上，體會到這三大原則後，凡事都能以這樣的態度面對。

一般人聽到我是特教教師，他們的回應常是：「當特教教師好偉大喔！需要有很大的耐心與愛心耶！」我現在則會微笑回應：「耐心與愛心也是需要訓練的。」沒有人天生就充滿耐心與愛心，但也沒有人天生就沒有耐心與愛心。牽掛，可以改變一個平凡的家庭與一段搖搖欲墜的母子關係，那是長期以來我在生活經驗中汲取的道理，也正是獨一無二的兒子讓我學習到最可貴的一件事。

後記

感謝主！我現在才領悟到，原來生命時間表掌握在上帝的手中。本以為前二十幾年，自己的生命故事已夠精采，怎知最近一年才堪稱真正的重生。我一生中最艱鉅的課題，就是身為一位自閉症者的母親，但我相信「為母則強」，我希望為兒子發聲，更希望讓社會大眾對自閉症多一份認識與了解。沒想到，這樣的心願卻是上帝藉著「五二一台北捷運砍人事件」後，兒子在捷運上發生的烏龍事件來實現。我心裡確信這是上帝的美意，祂要我為兒子發聲，同時也為自閉症族群發聲，經由媒體不斷報導與曝光，也讓社會大眾在網路廣為討論。在博士論文的口試時，有一位口委給我的論文「宗教意味濃厚」的評語，但我認為，生命故事就該忠實地記錄自己的生命軌跡，包含光明與負面、勇敢與軟弱，且坦誠地敞開自己的心胸。

走入博班，是我於二〇〇一年就讀台北市立師範學院特殊教育學士後學分班時便訂定的人生目標。在學分班結業前，我考取身心障礙教育研究所，完成碩士學位後隔年，我與指導教授討論繼續進修博士，就讀心理輔導。與兒子的長年陪伴，使我有一份使命感與社會責任，除了自我實現之外，也希望將我與兒子一路走來的經驗分享給家有自閉症孩子的讀者。也希望 社會大眾能對自閉症者多一份認識，進而多一份接納與關懷。

我在二〇〇九年提出論文計劃後，接著開始寫自己的生命故事。在二〇一二年十月完成寫作後，我再將寫好的故事重新編輯、成為畢業論文的素材。漫長的寫作過程中，最感謝的是家人默默的支持。年邁的父親每次見到我，第一句話就是問：「論文通過了嗎？」使我感受到父親對我有說不出的愛與關心；內心最遺憾的則是母親在二〇一〇年辭世，造成我極大的傷痛；也感謝先生對我的包容與體諒、女兒適時的鼓勵；恩師（王大延教授、許永熹教授、王文科教授、王麗斐教授、方志華教授與教育學系老師及助教等）與摯友（同事慈惠、志工陳粉大姊、美碧姊、毓娟姊、雅玲以及板橋仁愛浸信會的錢麗蓉牧師、魏景星牧師和莊志慧與教會弟兄姊妹）的支持。大家就像我的家人一樣，對我付出許多關心與支持。尤其牧師與弟兄姊妹們會幫我代禱，感謝上帝的揀選，安排我和兒子在一個溫馨和愛的環境裡成長。感謝家人的心理支持，以及感謝在我生命中的所有好朋友，我生命有你們的陪伴，如雲彩圍繞，縱使生命中有烏雲，但相信另一端就是晴朗的藍天，也深信體悟到生命經過試煉後才能如精金。生命就像剝洋蔥般，一層一層往內剝開，就更能坦誠面對自己的內心世界。

感謝上帝賜給我寶貴的產業，就是我的一對兒女，上帝創造是沒有失誤的，尤其兒子是上帝美好且獨特的創造，沒有他，就沒有這段生命故事，兒子豐富我的生命，也讓我體會生命的意義與價值，我也因認識耶穌基督信仰，能用上帝的眼光看待孩子的「獨特尊貴與價值」。我希望透過敘說自己的生命故事，傳遞這些訊息給相同遭遇的家長們：唯獨你們勇敢面對，孩子才有希望。同時也希望呼籲社會大眾尊重每個人的不同，縱使是身心障礙者，也只是在身體或心智方面與我們有所不同，我們要學習的是尊重、包容、愛與關懷。

最後，我衷心盼望每一位不知名的讀者閱讀這本書時，能聆聽自閉症者家長內心的聲音，亦能思想上帝透過身心障礙者所捎來的訊息，領悟到祂在生命缺口中隱藏的慈愛，更願主施恩並撫慰所有自閉症者家長受創的心靈，釋放他們被綑綁和受到轄制的心，願神的慈愛與恩典使我們每天得享平靜與喜樂。

淑芬 謹誌

附件

一、國內自閉症教養相關論文（依照姓氏筆劃排序）

王可青	《一位自閉症患者的母親教養經驗之質性研究》	國立台北教育大學碩士論文	二〇一三年
杜采蓉	《星繫父子情——泛自閉症障礙學童父職參與親職的經驗歷程》	私立輔仁大學碩士論文	二〇一二年
李育穎	《自閉症兒童母親教養經驗之個案研究》	國立台東大學碩士論文	二〇一〇年
利慶松	《自閉症患者母親之身心壓力、生活適應與服務需求》	東海大學碩士論文	一九九二年
林尹宣	《自閉症兒童母親之照顧經驗》	亞洲大學碩士論文	二〇一〇年

林盈璋	《一位自閉症兒童父親的生命故事》	玄奘大學碩士論文	二〇〇八年
邱敏文	《母職實踐——一位鄉鎮地區勞工階級自閉症兒母親的心／辛／欣路歷程》	國立花蓮大學碩士論文	二〇〇九年
徐美蓮	《永不停止的拔河——一個自閉兒母親形塑生命調適歷程之故事敘說》	屏東師範學院	二〇〇三年
陳一蓉	《自閉症兒童的母親壓力知覺、社會支持與其適應關係的探討》	國立中正大學碩士論文	一九九三年
郭佳芬	《有方根計算能力的自閉症 savant 學生之研究》	國立台北師範學院碩士論文	二〇〇四年
陳美蘭	《大陸配偶家庭養育自閉症子女的照顧經驗之探討》	國立台灣大學碩士論文	二〇一一年
張淑慧	《我兒珉珉——一位學前自閉症兒童母親之教養經驗》	國立台北教育大學碩士論文	二〇〇八年
常善媚	《自閉症青少年母親的枷鎖》	國立成功大學碩士論文	二〇〇三年
黃人佳	《相伴走長路——另類自閉兒、媽媽私房手記》	私立輔仁大學碩士論文	二〇一三年

黃淑賢	《復原力對自閉症兒童家長心理調適影響之研究》	國立暨南國際大學碩士論文	二〇〇四年
葉吟雯	《雙人舞——自閉症親子互動之探究》	國立台北教育大學碩士論文	二〇一一年
楊孟姍	《自閉症者母親的失落與轉化——一個星媽的自我敘說》	靜宜大學碩士論文	二〇〇〇年
戴郁庭	《推開另一扇門聽見花開的聲音——照顧自閉症兒童母親的心路歷程》	中國文化大學碩士論文	二〇〇七年
劉毓芬	《破繭而出的意義——一位自閉症兒童的母親之心理歷程》	國立台灣師範大學碩士論文	二〇〇四年
蘇琬怡	《一位金牌自閉症大學生之母親教養經驗》	台北市立體育學院碩士論文	二〇一三年

二、自閉症基金會與家長協會資源

【北台灣】

財團法人中華民國自閉症總會	臺北市寧波西街62號3樓	TEL：02-2394-4258
財團法人台北市自閉兒社會福利基金會	台北市松山區南京東路四段103號10樓	TEL：02-2713-7783
基隆市自閉症家長協會	基隆市義一路67之7號3樓	TEL：02-2422-9680
臺北市自閉症家長協會	臺北市大同區酒泉街189號	TEL：02-2595-3937
新北市自閉症家長服務協進會	新北市三重區溪尾街109號3樓	TEL：02-8985-5768
台灣肯納自閉症基金會	台北市北投區行義路129號	TEL：02-2874-1699
臺北市自閉兒社會福利基金會	臺北市南京東路四段103號10樓	TEL：02-2713-8108

【桃竹苗】

桃園縣智障家長協會	桃園市延壽街143巷12號1樓	TEL：03-369-9135
桃園縣自閉症協進會	桃園市南華街77號9樓之1	TEL：03-338-6117

新竹市自閉症協進會	新竹市南華街142巷28號2樓	TEL：03-510-4057
苗栗縣自閉症協進會	竹南鎮環市路二段10號	TEL：037-475-604
【中台灣】		
臺中市自閉症教育協進會	臺中市南屯區東興路一段450號	TEL：04-2472-3219
彰化縣自閉症肯納家長協會	彰化市陳稜路207號	TEL：04-722-3460
南投縣自閉症關懷協會	南投縣草屯鎮中興一街22號4樓	TEL：049-230-4537
【南台灣】		
嘉義市關懷自閉症協會	嘉義市西區友孝路199號2樓B室	TEL：05-231-1203
台南市自閉症協會	台南市中西區永福路二段81巷1號2樓	TEL：06-228-8719
高雄市自閉症協會	高雄市新興區中正三路28號9樓	TEL：07-236-7763
星星兒社會福利基金會	高雄市新興區中正三路5號11樓之1	TEL：07-223-5879
屏東縣自閉症協會	屏東市建豐路180巷35號5樓	TEL：08-735-1024

【東台灣】

宜蘭縣自閉症者福利協進會	宜蘭市民權路一段65號3樓	TEL：03-935-6672
花蓮縣智障福利協進會	花蓮市球崙二路238號	TEL：03-823-7756
花蓮縣自閉症家長協會	花蓮市商校街178號	TEL：03-833-1842
台東縣自閉症協進會	台東市民航路927號	TEL：089-346-086
財團法人中華民國自閉症基金會	台北市中山北路五段841號4樓之2	TEL：02-2832-3020
財團法人台中市私立肯納自閉症社會福利基金會	台中市中區民族路157號	TEL：04-2220-6286
財團法人台北市自閉兒社會福利基金會	台北市松山區南京東路四段103號10樓	TEL：02-2713-8108

三、關於敦捷的媒體報導

中國電視公司	《社會祕密檔案》	（199912）
《中國時報》	〈自閉少年闖雲林，走鐵軌逍遙〉	（20070720）
東森財經新聞	《新聞大解密》	（20131228）
《中國時報》	〈特教老媽走進兒的自閉世界〉	（20140429）
《蘋果日報》	〈捷運砍人烏龍，乘客受驚嚇跌倒〉	（20140528）
TVBS 新聞	〈捷運砍人烏龍：玩計算機「誤傳」虛驚〉	（20140528）
《三立新聞》	〈自閉兒被誤會捷運傷人，母：心疼孩子，勿污名自閉症〉	（20140528）
《中時電子報》	〈自閉症患者溝通難，北捷砍人烏龍〉	（20140528）
《蘋果日報》	〈碰一下，自閉男被當狂魔〉	（20140529）
《中時晚報》	〈「台灣版雨人」捷運玩計算機，誤傳砍人〉	（20140529）
《聯合報》	〈北捷砍人烏龍，自閉兒媽：「社會恐慌成這樣，太可憐」〉	（20140529）
《ETToday 生活新聞》	〈玩計算機被當捷運砍人魔，自閉兒其實是「台灣雨人」〉	（20140529）
《自由時報》	〈北捷再傳驚魂案，主角慈母出面喊心疼〉	（20140529）
《中央社即時新聞》	〈自閉症兒引捷運騷動，母籲多包容〉	（20140529）

〈北捷誤傳砍人造恐慌，警查拿滅火器男〉	《蘋果日報》	（20140529）
〈捷運烏龍砍人案，男是數學天才〉	新唐人電視台	（20140530）
〈北捷雨人數字天才，母嘆恐慌崩解情感〉	《台灣 e 新聞》	（20140530）
〈搭捷運引虛驚，自閉男「雨人」翻版〉	《中時電子報》	（20140530）
〈陳淑芬：神的愛，讓我發現孩子的獨特〉	《基督教論壇報》	（20140607）
〈誰是怪人：台灣雨人阿捷的故事〉	《壹週刊》	（20140619）
〈砍人烏龍案，自閉兒「不擅溝通」遭誤解〉	TVBS 新聞	（20140620）
《今晚誰當家：暑期特別企劃之極限大挑戰》		（20140626）
《星蹤有愛》	Stars RADIO	（20140820）
《真情部落格——數字星球小王子：陳淑芬、張敦捷》	GOOD TV	（20140917）
二〇一四年國際身心障礙者日記者會	台北市社會局	（20140918）
《誰來晚餐 6：當雨人遇上太陽媽媽》	公共電視台	（20141128）
〈家有自閉兒，陳淑芬苦讀心輔學位〉	《國語日報》	（20141201）

國家圖書館出版品預行編目資料

除不盡的愛：台灣雨人與特教媽媽的六堂課／陳淑芬著
初版. -- 臺北市 ：聯合文學 2015.01
240面 ；14.8×21公分. --（繽紛；193）

ISBN 978-986-323-020-5（平裝）

415.988　　103026691

繽紛 193

除不盡的愛：台灣雨人與特教媽媽的六堂課

作　　者／陳淑芬
發 行 人／張寶琴
總 編 輯／周昭翡
主　　編／蕭仁豪
資深美編／戴榮芝
業務部總經理／李文吉
行銷企畫／許家瑋
發行助理／簡聖峰
財 務 部／趙玉瑩　韋秀英
人事行政組／李懷瑩
版權管理／蕭仁豪
法律顧問／理律法律事務所
陳長文律師、蔣大中律師
出 版 者／聯合文學出版社股份有限公司
地　　址／（110）臺北市基隆路一段178號10樓
電　　話／（02）27666759轉5107
傳　　真／（02）27567914
郵撥帳號／17623526 聯合文學出版社股份有限公司
登 記 證／行政院新聞局局版臺業字第6109號
網　　址／http://unitas.udngroup.com.tw
E-mail:unitas@udngroup.com.tw
印 刷 廠／鴻霖印刷傳媒股份有限公司
總 經 銷／聯合發行股份有限公司
地　　址／（231）新北市新店區寶橋路235巷6弄6號2樓
電　　話／（02）29178022

出版日期／2015年1月　初版
2018年7月9日　初版四刷第一次
定　　價／260元

ISBN 978-986-323-020-5（平裝）